# Wulf Schady

# Alz die Sinne heimlich verblassten

Herausgeber: Seemann Publishing
Inhaber: Rainer Andreas Seemann
Villa Verano – Travesia Troica 11
Buzon 624
30879 Mazarrón/Country Club
Spanien/España
E-Mail: publishing@rainer-seemann.de
Internet: www.rainer-seemann.de

**ISBN:** 9798376021743
**Imprint:** Independently published

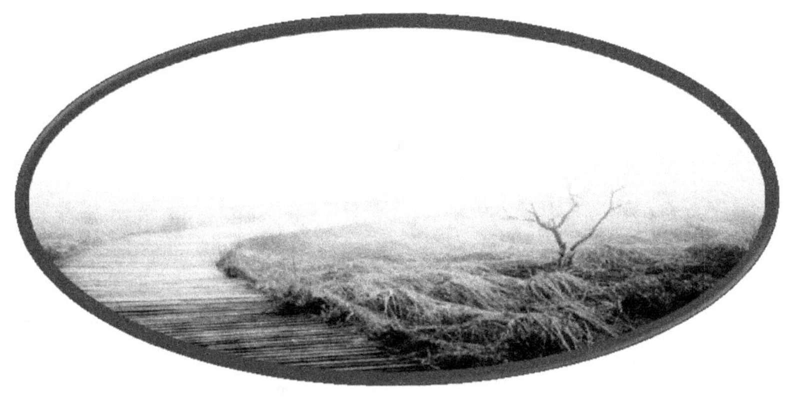

Dieses Buch widme ich meiner Frau Elke

# Inhaltsverzeichnis

# Meine Absichten mit diesem Buch

Niemand ist gefeit vor Erkrankungen und vor Schicksalsschlägen! Diese Ereignisse können kurzfristig und für einen begrenzten Zeitraum eintreten. Sie können sich aber auch über einen langjährigen, fortschreitenden Prozess erstrecken. Eine bislang nicht heilbare Alzheimererkrankung entwickelt sich in einem Zeitraum von zehn, fünfzehn, vereinzelt auch in mehr Jahren. Bei meiner Frau wurde sie im Jahr 2011 diagnostiziert, also vor zwölf Jahren.

In vielen Gesprächen mit ebenfalls betroffenen Freunden und Bekannten habe ich von ähnlichen Entwicklungen erfahren, auch wenn der Umgang mit Problemen sich durch individuelle, persönliche Eigenschaften und Maßnahmen unterschieden hat. Erkrankte Partner zeigten in den ersten Jahren vermehrt Tendenzen, ihre Diagnose nicht „wahrhaben" oder „abwiegeln" zu wollen. Bei den nicht-erkrankten Partnern verstärkten sich Neigungen, Konflikte mit logischer Argumentation, auch mit wiederholten Vorhaltungen oder vereinzelt auch in lautstarker Empörung regeln zu wollen. Frust, Ängste und Hoffnungslosigkeit konnten und können die seelische Lage aller Betroffenen deutlich verschlimmern. Ein gegenseitiger offener, vertraulicher Austausch der be-

treuenden Personen untereinander half und hilft, Aufge-
stautes zu entkrampfen und erfolgversprechendere
Wege zu beschreiten.

Es ist mir ein wichtiges Anliegen, schwierige Situationen
auch aus der Sicht der Erkrankten zu schildern – soweit
es mir möglich ist. Eine Demenzdiagnose darf nicht zu
Pauschalierungen von Verhaltensweisen der Betroffenen
führen. Jede Person bleibt der eine, unverwechselbare
Mensch, auch wenn er der Hilfe bedarf. Spürt der Erkrankte diese Haltung, wird sie Einfluss nehmen können
auf den Verlauf der Krankheit.

Um es vorweg klarzustellen: Mit der Darlegung der
Entwicklung von Demenzen, gleich welcher Ursache,
hege ich nicht die Absicht, das Privatleben von meiner
Frau und mir offenzulegen! Aus diesem Grund erzähle
ich die Geschichte eines von mir erdachten Ehepaares,
Marie und Hans Petersen. Mit ihrem Schicksal beteilige
ich die Leser und Leserinnen an schleichenden Entwicklungen und Auswirkungen von Demenz, speziell einer
Alzheimerkrankheit. Inhalte aus den unterschiedlichen
Gesprächen, mit ihren offenbarten Situationsbeschrei-
bungen und Episoden, habe ich zu einem einzigen
Schicksalsweg der Familie Petersen vereint. Dieser Weg
kann in seinen Details meinen Gesprächspartnern sowie
meiner Frau und mir nicht persönlich zugeordnet wer-

den. Es ist und bleibt die Geschichte von Marie und Hans Petersen!

In meiner Darstellung habe ich mich für eine Erzähl- und auch Dialogform, mit sachbezogenen Kommentierungen entschieden. Damit erhoffe ich mir, dass alle Betroffene und Mitbetroffene einer Demenzerkrankung auf ihrem Weg durch eine stark fordernde Zeit zu einer „lebbaren" und gefestigten Einstellung ihres Schicksals finden können.

Bei einer intensiven Auseinandersetzung mit den Folgen einer Demenz ist es für mich unerlässlich, Einblicke in die Zeit vor der Erkrankung zu geben. Dabei zeigt sich auch, dass anfängliche Vergesslichkeiten keine zwingenden Hinweise auf eine spätere Alzheimererkrankung darstellen. Schließlich stehen jedem Menschen im fortgeschrittenen Alter Erinnerungslücken zu! Erst ein Voranschreiten von Defiziten in vielen Wahrnehmungsbereichen können Hinweise einer krankhaften Demenz bedeuten.

So nehmen die Leser und Leserinnen zunächst an ungetrübten Urlaubsunternehmungen des Ehepaars Petersen teil. Probleme in Umgang mit einer zunehmenden Demenz steigern sich in den folgenden Jahren durch eine immer unterschiedlicher werdende Wahrnehmung ein und derselben Geschehnisse und durch ihre auseinanderdriftenden Verständnisebenen. Am Schluss steht die tiefgreifende, schwere Entscheidung für einen Heimaufenthalt an.

Einen herzlichen Dank richte ich an Annette Oellerking. Sie hat mir vier Gedichte aus ihrer Gedichtsammlung zur Verfügung gestellt. Diese Gedichte fügen sich wunderbar in meinen Text ein. Mit Annette Oellerking verbindet mich seit Längerem eine Zusammenarbeit im kulturellen, schulischen und kommunalpolitischen Bereich. Durch die Alzheimererkrankungen ihrer Mutter und meiner Frau findet ein intensiver, uns stützender Erfahrungsaustausch statt.

Ein weiterer, besonderer Dank gilt Dr. Anke Carstens-Richter, Dr. Thomas Schweizer und Dr. Rolf Kamradek für ihre Anregungen und ihre hilfreichen, kritischen Analysen zu meinen textlichen Entwürfen.

Meiner Leserschaft wünsche ich einen persönlichen Gewinn beim Lesen meines Buches.

**Wulf Schady**

# Blick zurück auf glückliche Zeiten

Marie und Hans Petersen leben auf der Ostseeinsel Rügen. Bis zum Eintritt ins Rentenalter leiteten sie die Filiale einer bekannten Backwarenfirma. Sie haben keine Kinder, und die eigenen Eltern sind bereits verstorben. So ist die Pflege ihres Freundeskreises schon lange ein wichtiger Lebensinhalt. Die Initiative für die Außenkontakte geht wesentlich von Hans aus. Er ist in mehreren Vereinen tätig. Beide gehen ihrem Hobby nach, Marie der Malerei und Hans der Fotographie.

Der erforderliche Tagesablauf ihres Berufs hatte es bis dahin mit sich gebracht, dass sie in ihren privaten Unternehmungen und mit ihren Urlaubsreisen noch nicht viel „von der Welt" gesehen haben. Sie fühlen sich wohl auf ihrer Insel. Überschaubare Touren haben die beiden Naturfreunde mit ihrem Segelboot in Richtung dänischer Inselwelt unternommen. Die jetzt angebrochene „neue Lebenszeit" lenkt das Interesse der Petersens auf bislang Unentdecktes.

„In diesem Jahr möchte ich gern ein Land erkunden, das wir bislang nur wenig oder noch gar nicht gesehen haben! Ich würde gern das Landesinnere aufsuchen; bislang haben wir uns immer in Küstenregionen aufgehalten!"

„Leider sind interessante Orte von Touristen meist über-
laufen", gibt Hans zu bedenken, „Auf unserem Segelboot
haben wir die Freiheit der Natur genossen."

„Damit hast du wohl recht; aber ich möchte diesmal
nicht mit dem Boot Urlaub machen, sondern `mal etwas
Anderes ausprobieren!"

Nach intensivem Studium von Prospekten und Katalogen
entschließen sich die Petersens zur Anmietung eines
Wohnmobils. Eines ihrer Traumländer ist Schweden. Die
riesigen Wälder, die vielen einsamen Seen, die vielfach
unberührte Natur, die Möglichkeit, die Mitternachtsson-
ne zu erleben, all dies lässt sich am ehesten mit einem
Wohnmobil verwirklichen. Hinzukommt, dass die beiden
vor Eintritt ihrer Rentenzeit zusätzlich mit einem Liefer-
wagen ihre Backwaren über Land angeboten hatten. So
können sich Marie und Hans beim Fahren des Wohnmobils jederzeit abwechseln.

Ihre Freunde, Inge und Jens Iversen, hatten bereits im
Vorjahr die Weite und Ruhe Schwedens kennen und
lieben gelernt. Von ihnen erhoffen sich die Petersens
gute Hinweise und Ratschläge für ihre erste Schweden-
Entdeckungsreise. Je intensiver sie diskutieren, umso
mehr nimmt die Idee Gestalt an, diese Reise in zwei
Wohnmobilen gemeinsam zu unternehmen.

Keine vierzehn Tage später befinden sich die Vier auf einer Fähre nach Südschweden. In Ystad genießen sie die alte Bausubstanz, wie sie zuhause durch die Zerstörungen des Zweiten Weltkrieges in dieser Ursprünglichkeit und Geschlossenheit nicht mehr anzutreffen ist. Der Einstieg in eine als liebenswert empfundene Welt macht neugierig auf die nächsten Eindrücke.

Für ihre dreiwöchige Reise haben die Vier auch die Hauptstadt Stockholm zum Ziel erklärt. Allerdings soll es kein „Abarbeiten" von Sehenswürdigkeiten geben. Die Schönheit einer Umgebung möge allein die Dauer eines jeweiligen Aufenthalts bestimmen - frei nach Goethe: „Verweile, Augenblick, du bist so schön!"

Marie übernimmt die Rolle einer Reiseführerin. Hans staunt, wo und wann sie sich das alles angelesen hat. In Ystad zitiert sie aus Wallanders Kriminalfällen, sie weiß wann und warum das berühmte Königsschiff in Stockholm gesunken ist, und über die alte Königsstadt Kalmar kennt sie vergnügliche Anekdoten.

Nach besichtigungsreichen 10 Tagen entschließen sie sich, Schwedens Einsamkeit aufzusuchen, indem sie einen Weg Richtung Südwesten für ihre Entdeckungsfahrt wählen. Elektronische Navigation und Handys sind bei beiden Paaren noch nicht im Einsatz – sie sind auf Kartenmaterial angewiesen! Da erweist sich Marie als

Meisterin im Kartenlesen. „Wenn wir Marie nicht hätten", sagt Jens Iversen oft.

Von nun an gestalten die beiden Paare die zweite Urlaubshälfte mit Wandern, Baden, Angeln, Beeren und Waldfrüchte suchen, Tiere beobachten.

Auf der Rückfahrt mit der Fähre nach Deutschland lassen die vier Entdeckungsreisenden ihre Erlebnisse in intensiven Gesprächen noch einmal an sich vorüberziehen. Neben den Besonderheiten, Auffälligkeiten und Ereignissen stellen sie fest, dass sie noch nie so bewusst Natur erlebt haben. Jedwede Hektik aus dem Alltagsleben konnten sie auf diese Weise ablegen.

Welch´ schöne Voraussetzung für die jetzt eingeläutete Rentnerzeit.

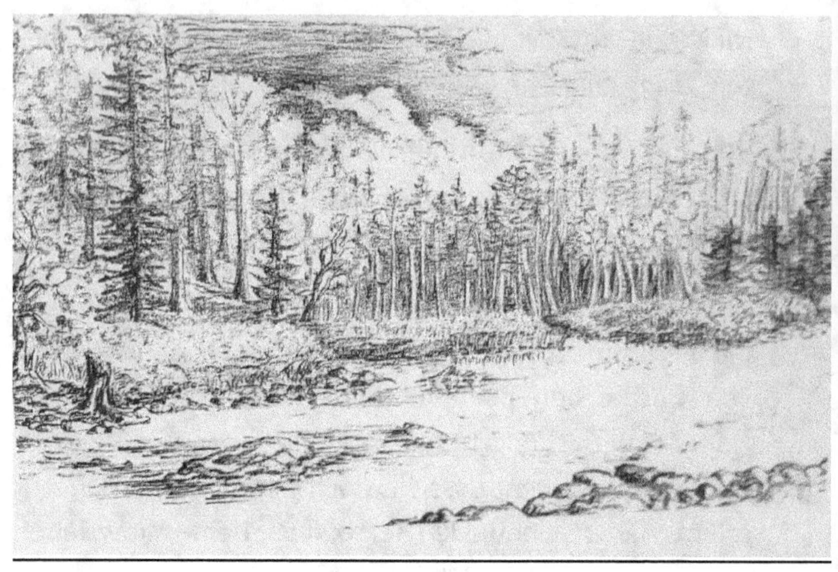

Marie geht im Urlaub gern ihrem Hobby „Malen und Zeichnen" nach.

Dieses Bild ist in Schweden entstanden: „Wald-Wasser-Wolken"

# Wollen wir weiterhin segeln?

Die ersten drei Rentnerjahre vergehen rascher, als sich Marie und Hans vorgestellt haben. Vieles wird neu betrachtet. In ihrem Haus erweisen sich manche altvertraute Gebrauchsgegenstände als überflüssig, andere wiederum sind mit schönen Erinnerungen an frühere Zeiten verbunden und dürfen bleiben. Der Garten wird nach praktischen Gesichtspunkten umgestaltet. Das lästige Rasenmähen übernimmt fortan ein Rasenroboter.

*„Wohin verreisen wir in diesem Jahr?"*, überrascht Marie ihren Mann noch zu Beginn des Jahres. Hans grübelt ein wenig und schlägt dann vor: *„Lass´ uns dieses Jahr doch herausfinden, ob wir unser Segelboot verkaufen oder lieber behalten wollen. Darum könnten wir dieses Jahr noch einmal mit unserem „Mariechen" durch die dänische Inselwelt schippern!"* Ein solcher Gedanke hat Marie schon längere Zeit bewegt. Wie gut, dass er jetzt von Hans geäußert wird! Sie willigt sofort ein.

Ende Mai, wenn Häfen noch nicht so voll sind, haben die Petersens ihr „Mariechen" reisefertig ausgestattet und mit Dauernahrungsmitteln verproviantiert. Marie registriert, dass sie nicht mehr den vollständigen Überblick über die seit Jahren immer wiederkehrenden Ausrüstungsgegenstände und ihre seemännischen Fachausdrücke besitzt. „Anluven, Vorstag, Unterwant, Aufkreuzen,…" erfordern bei schnellen Manövern eine ebenso schnelle Reaktion. Marie muss immer öfter in ihrem „inneren Wörterbuch" blättern, bevor sie handeln kann. Eine solche Verunsicherung schmälert die Freude am Segeln.

Eine erste Schönwetterperiode erleichtert den Start, der sie, wie in den zurückliegenden Jahren, die dänische „Nachbarinsel" Mön ansteuern lässt, bevor der südliche Teil des Öresunds erreicht ist. Hier herrschen auf Grund des stärkeren Verkehrs der Berufsschifffahrt klare Vorfahrtsregeln. Marie überlässt jetzt gern die (Steuer)-Pinne ihrem Hans: „Ich kann die Geschwindigkeit und die Richtung der übrigen Boote und Schiffe nicht mehr so gut einschätzen." Hans ist dies längst aufgefallen, er greift aber bislang nur in kritischen Situationen ein. Als aktiver Segler verfügt er über ein paar Jahre mehr an Erfahrungen. Sobald er bei Segelmanövern etwas ungeduldige Töne anschlägt, reagiert Marie sehr sensibel; sie zieht sich vorübergehend innerlich zurück. Die schnell wechselnden Anforderungen, die das Boot während des Segelns hier im Öresund an die Besatzung stellt, helfen, den Groll bald zu verdrängen. Ein gut gemeintes, entschuldigendes Wort von Hans zu seiner bisweilen forschen Ansprache ist ebenfalls hilfreich. Hans ahnt nicht, wie deutlich Marie von Selbstzweifeln auch bei Routinearbeiten bereits erfasst ist.

Viele Jahre später, nach Maries Unterbringung im Pflegeheim „Arcona", entdeckt Hans die Tagebuchaufzeichnungen von ihr zu dieser Segeltour. Dort liest er:

*„Meine Stimmung ist seit gestern eingetrübt. Die Ursache: Eine Auseinandersetzung mit Hans. Er fordert mich auf: „Großschot dichtholen!" Ich grüble einige Augenblicke, ziehe dann an der Fockschot. „NEIN! GROßSCHOT!" Ich bin verwirrt und greife irgendeine andere Leine. Hans ist wütend und drückt mir auffordernd die Großschot in die Hand. Ich bin gekränkt. Hätte es ein ruhiger Hinweis nicht auch getan? Ja, ich vergesse schneller und häufiger als früher. Es ist mir selbst schon aufgefallen, und es beunruhigt mich. Ich kann mich nicht mehr so sicher, wie früher, auf mein Gedächtnis verlassen. Ich bin traurig. Hans will mir helfen und entschuldigt sich für seine ruppige Ansprache. Es hilft, weil er es in ähnlichen Situationen sehr einfühlend macht. Doch ein bisschen Traurigkeit bleibt."*

Hans ist sehr berührt von diesen Zeilen. Hat er Marie gerade im später fortgeschrittenen Krankheitszustand doch ganz anders erlebt: Jede Kritik von sich weisend,

Verdrehung von Ursache und Wirkung, permanenter Schutz der eigenen Person! Er nimmt wahr, dass sie eine verlorene Sicherheit durch ihren Widerstand und ihren verneinenden Trotz zu verbergen suchte. „Warum habe ich dies nicht eher bemerkt?", fragt er sich.

Die Segeltour zeigt allerdings nicht nur beginnende Schwierigkeiten auf, sie erweist sich als eine besonders intensive Möglichkeit, Natur und Zweisamkeit unmittelbar zu erleben. Die neu aufkommenden Probleme wirken dennoch auf die Entscheidung ein, das Boot zu verkaufen oder weiter zu benutzen. Sie möchten sich die vielen Jahre unwiederbringlicher Eindrücke an das gemeinsame Segeln bewahren und nicht durch altersbedingt auftretende Probleme schmälern. Das Boot wird verkauft!

# Kopfschmerzen

Das Segelboot hat zum Ende der Saison einen Käufer gefunden. Es ist ein wirklicher Abschied geworden – ein Abschied von einem wichtigen Lebensabschnitt der Petersens. So gilt es nun, rasch neue Perspektiven zu entwickeln.

Marie blättert eher ziellos in einem Reisekatalog, der der Tageszeitung beiliegt. Plötzlich hält sie inne! Eine Ostseekreuzfahrt im kommenden Frühjahr zu allen bedeutenden Städten: Klaipeda, Riga, Tallin, St. Petersburg, Helsinki, Mariehamn, Stockholm, Danzig und Kopenhagen. Bis Danzig und Kopenhagen waren sie schon mit dem Segelboot gekommen, nach Stockholm mit dem Wohnmobil. Die übrigen genannten Städte waren für sie unerreichbar. Es war schon immer ein lange gehegter Wunsch, diese historisch bedeutenden Orte der Ostsee aufzusuchen. Hans, der sonst kein Freund schneller Entschlüsse ist, kann sich ganz rasch eine solche Reise vorstellen. Wer von den Beiden hätte das gedacht: Kaum ist das Boot verkauft, wird für das nächste Frühjahr eine Seereise gebucht!

In der Herbst- und Winterzeit entdecken Marie und Hans lange vernachlässigte Unternehmungen: Sie besuchen Kino, Theater und Bücherei. Auch die Gesundheit soll nicht zu kurz kommen, indem sie regelmäßig das Schwimmbad und eine sogenannte „Muckibude" aufsuchen.

Dennoch verändert sich Maries gesundheitlicher Zustand in der dunklen Jahreszeit: Eine räumliche und zeitliche Orientierungsschwäche, sowie Einbußen in ihrem Kurzzeitgedächtnis machen sich deutlicher bemerkbar. Hans nimmt wahr, dass die Wochentage „verschwimmen". Zeitspannen von 15 min oder 1 Stunde machen für Marie kaum noch einen Unterschied. Verabredungen werden rasch vergessen. In fremden Städten bleibt er in unmittelbarer Nähe von Marie; in Restaurants begleitet er sie zur Toilette. Sollte er dies einmal versäumt haben, irrt sie durch das Lokal. Am Platz wieder angelangt, neigt sie immer häufiger zu der Erklärung: *„Ich wollte mich nur mal ein wenig umsehen!"*

Zuhause ist ihr das Allermeiste vertraut. Allerdings finden sich Geschirr- und Besteckteile schon mal an ungewohnten Stellen wieder. Marie backt gerne, schließlich hat sie das in ihrem Beruf gelernt. Als sie vor Weihnachten wieder in der Küche arbeitet, nimmt Hans sehr ungewöhnliche Geräusche wahr.

Er eilt in die Küche und sieht Marie hilflos am Boden liegen. Sie kommt schnell wieder zu sich. Zum Glück hat sie sich nicht verletzt. *„Mir ist schwarz vor Augen ge-*

*worden! Da habe ich wohl kurz das Bewusstsein verloren!"* Hans ruft den Hausarzt an, der sofort seinen Hausbesuch ankündigt. Puls, Blutdruck, Körpertemperatur sind vollständig im Normbereich. Der Arzt weiß keine Erklärung und verordnet Marie die nächsten Stunden Bettruhe. Für den Fall einer Veränderung möge er sofort benachrichtigt werden.

Dieses Ereignis gerät bald in den Hintergrund, als sich nichts Vergleichbares in den nächsten Wochen mehr ereignet. Doch sofort werden die Erinnerungen alarmiert, als sich im März ein ähnlicher Vorfall im Badezimmer zuträgt. Diesmal wird Marie sehr sorgfältig untersucht, u.a. mit einem 24-Stunden EKG. Es finden sich wiederum keinerlei medizinische Ursachen für die Ohnmacht. Dieses Ergebnis hinterlässt ein deutliches Unbehagen. Marie und Hans fühlen sich ein wenig dem Schicksal ausgeliefert. Aber das Leben geht weiter.

Auf dem Plan steht die Ostseekreuzfahrt, die in einem Monat beginnen soll. Ihren Koffer hat Marie gegen ihre Gewohnheit nicht erst am Vortag, sondern bereits eine Woche vor Abfahrt gepackt. Allerdings leert sie ihn jeden Morgen wieder aus, um zu kontrollieren, ob sie auch nichts vergessen habe. Hans muss seine Kommentierungen zügeln. Es gelingt nicht immer. Als die beiden auf dem Kreuzfahrtschiff die Koffer in ihrer Kabine öffnen und den Inhalt im Schrank verstauen, ist Hans sichtlich erleichtert. Die Traumreise kann beginnen.

Die Petersens haben sich auf die Reise gründlich vorbereitet. Zu allen Städten, die sie aufsuchen, haben sie Reiseführer erworben. Aber auf Maries Wissen um die Sehenswürdigkeiten, das ihnen bei der Reise nach Schweden mit Iversens noch so imponiert hatte, kann er sich nicht mehr verlassen. In Rücksichtnahme auf Maries Gedächtnisschwäche, liest Hans beim Frühstück die jeweils wichtigsten Besichtigungspunkte noch einmal vor. Sie kommen aus dem Staunen nicht heraus, als sie die Atmosphäre der aufgesuchten Städte, die phantastischen Gebäude und ihr „Flair" in sich aufnehmen. *„Wir werden ganz sicher nicht das letzte Mal hier gewesen sein"*, versichern sie sich an jedem Ort aus voller Überzeugung. Besonders überwältigt sind sie von den Kulturschätzen in St. Petersburg.

Aber es beeindrucken sie nicht nur die Städte. Vor Antritt der Reise hatten sie keinerlei Vorstellung davon, ob sie sich auf einem einzigen Schiff mit 1500 Passagieren wohlfühlen könnten. Dabei haben sie eines der kleineren Kreuzfahrtschiffe bestiegen! Die Ansammlung der Mitreisenden zu Beginn in einer großen Halle, die Warteschlangen beim Aufnahmeschalter, das Einsteigen der Gepäck beladenen Menschenmassen und die Verteilung

auf die Decks und Kabinen waren geeignet, alle Vorurteile zu bestätigen! Welch´ ein Unterschied zum Segeln.
Dort muss man sich für Wochen auf wenige Quadratme-
ter gemeinsamen Lebensraums beschränken und hat als
Lohn die ganze umgebende Natur für sich!

*„Entweder bedienen wir jetzt unsere Vorurteile oder wir
lassen uns auf dieses Leben für zwei Wochen ein!“*, äu-
ßert Hans leise in Richtung Marie. Sie nickt zustimmend.
Das Abendessen gibt es in zwei Schichten in vier ver-
schiedenen Restaurants. Das reduziert deutlich die
jeweilige Teilnehmerzahl! Gleichwohl erinnert die Ge-
sprächslautstärke eher an ein Fußballspiel von Bayern
München gegen den HSV. Am Schluss bitten die Petersens den Platzverteiler um einen ruhigeren Sitzplatz. Er
wählt ein anderes Restaurant mit einem etwas abseits
gelegenen Zweiertisch. Marie und Hans sind beein-
druckt. So möge es weitergehen!

In den kommenden Tagen haben die beiden auch an
Deck „ihre“ ruhigen Plätze gefunden. Von den 1500
Gästen ist jeweils nur ein sehr kleiner Bruchteil wahr-
nehmbar. Marie und Hans genießen den weiten Blick bis
zum Horizont. Ja, sie haben sich mit den äußeren Um-
ständen arrangiert und sich auf die Lebensbedingungen
hier an Bord eingelassen.

Marie kann sich mittlerweile in den beiden oberen Decks ausreichend orientieren. Hier befinden sich ihr Restaurant, die Bücherei und ihre Kabine. Wenn sie ein neues Buch ausleihen möchte, findet sie den Weg zur „Library" von alleine. So auch heute. Hans bleibt in der schon warmen Frühlingssonne auf seinem Liegestuhl liegen. Nach etwa einer Stunde ist Marie noch nicht zurück. Er wird unruhig und will in die Bücherei schauen.

Unterwegs vernimmt er eine Lautsprecherdurchsage: *„Herr Hans Petersen wird gebeten, sich ins Bordbüro auf Deck 4 zu begeben!"* Ein gehöriger Schrecken durchfährt ihn! Im Büro erfährt er, dass seine Frau beim Bordarzt auf Deck 2 liegt. Hans eilt hinunter zum Arzt. Der berichtet, dass Marie kurz vor der Bücherei ohnmächtig geworden sei und nach dem Aufwachen einen leicht verwirrten Eindruck hinterlassen habe. Irgendwelche Ursachen für diesen Vorfall konnte er bei ihr nicht herausfinden. Sie sei inzwischen wieder wohlauf.

Dann wendet er sich mit ernster Miene an Hans: „Nach Aussage Ihrer Frau ist sie bereits zweimal aus nicht bekannten Gründen in Ihrem Haus ohnmächtig geworden. Ich kann nicht ausschließen, dass es hier an Bord noch einmal passieren wird. Deswegen müssen Sie gemäß unserer Bordordnung Ihre Frau im nächsten Hafen, also in einer Stockholmer Klinik, gründlich untersuchen lassen. Erst wenn die Diagnose ohne Befund ausfallen sollte, dürfen Sie die Reise an Bord fortsetzen!"

Hans ist reichlich irritiert. Er fragt den Arzt nach einer Klinik in Stockholm, möglichst in Hafennähe. Der Arzt erklärt sich bereit, in dieser Klinik für einen schnellen Termin anzurufen. Nur so besteht die Chance, vor Weiterfahrt von Stockholm gegebenenfalls wieder an Bord kommen zu können. Andernfalls müssten die Petersens ihre Rückfahrt selbst organisieren. Hans spürt den gewaltigen Druck, der so plötzlich auf seinen Schultern lastet.

Das Schiff macht im Hafen von Stockholm fest. Zuvor hat Hans in aller Eile die Koffer gepackt, um gegebenenfalls das Schiff mit dem eigenen Hab und Gut verlassen zu können. Per Taxi fahren Marie und Hans in die gewählte Klinik, wo sie von einem Arzt bereits in Empfang genommen werden. Dieser Arzt geht sehr gründlich mit seinen Untersuchungen vor. Zum großen Glück für die Petersens findet er keine Ursache für den Ohnmachtsanfall. Er teilt dies in einem Schreiben für den Bordarzt mit. Schnell fahren die beiden mit dem Taxi zurück in den Hafen. Der Schiffsarzt akzeptiert die Aussage seines schwedischen Kollegen. Der Rest der Reise ist gesichert. Marie und Hans fallen sich in die Arme.

*„Wenn wir wieder zu Hause sind, werden wir mit Nachdruck die Ursache für die bislang drei Ohnmachtsanfälle genauestens untersuchen lassen!"*, stellt Hans klar, *„einen Tag wie heute wollen wir möglichst nicht noch einmal erleben!"*

Die restlichen Tage wollen die Petersens unbeschwert erleben. Sie gönnen sich das volle Kulturprogramm, Baden im Swimmingpool und feines Essen Im Restaurant. Es wird wohl nicht ihre letzte Kreuzfahrt gewesen sein!

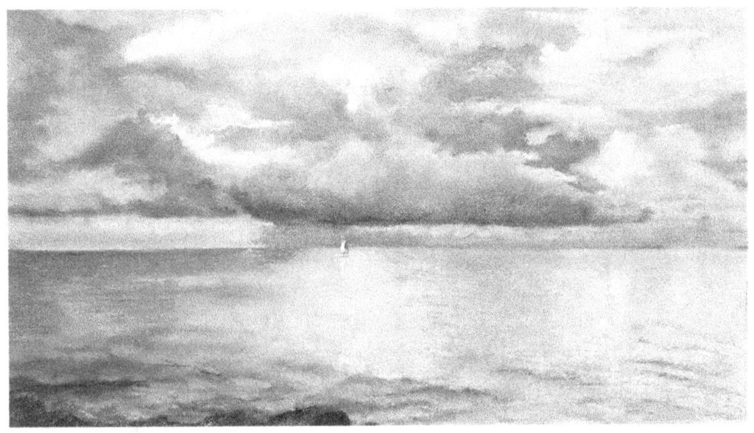

**Malerin Marie: Auf der Ostsee, östlich von Bornholm**

# Diagnose I

Zuhause angekommen, suchen Marie und Hans umgehend ihren Hausarzt auf. Er veranlasst eine gründliche Untersuchung von Maries Kopf, einschließlich einer Computertomographie. Der Chefarzt an dieser Universitätsklinik ist einer der deutschlandweit führenden Spezialisten für Hirnerkrankungen, speziell für Hirntumore. Nach wenigen Tagen lädt er die Petersens zu einem gemeinsamen Gespräch über seine Ergebnisse ein:

*„Ich habe keinerlei Hinweise für einen Hirntumor gefunden!"* Die beiden sind sehr erleichtert. *„Ich muss Sie aber*

*darauf hinweisen, dass in einem besonders sensiblen Hirnbereich eine Asymmetrie auffällig ist, die an dieser Stelle nicht sein sollte. Alle Erfahrungen von meinen Kollegen und von mir weisen darauf hin, dass es sich hierbei um eine begonnene Alzheimererkrankung handeln könnte".*

Die Petersens sind irritiert, sie stellen eine Frage nach der anderen. Zum ersten Mal taucht das „Gespenst" Alzheimer in ihrem Leben auf. Der Professor weist darauf hin, dass es noch keine Medikamente gegen diese Krankheit gibt. Eine gesunde Lebensweise könne die Entwicklung von Alzheimer jedoch deutlich, das heißt um Jahre hinauszögern – im Gegensatz beispielsweise zu einer fortgeschrittenen Krebserkrankung. Zur Erhärtung oder zur Infragestellung der vorliegenden Diagnose schlägt der Professor einen mehrtägigen Aufenthalt in einer Demenzklinik vor, in der weitere Untersuchungen erfolgen würden.

Natürlich wird diese Möglichkeit wahrgenommen. Hans überlegt, ob er dem behandelnden Arzt dort eine kurze Übersicht seiner eigenen Beobachtungen zu Maries Orientierungs- und Gedächtniseinschränkungen notiert. Schließlich könne der Arzt vor Ort nur punktuelle Eindrücke wahrnehmen. Diese Beobachtungen liest Hans seiner Frau vor, Tage bevor sie die Klinik aufsuchen:

**Bislang von mir beobachtete Problemfelder bei meiner Frau:**

- Lückenhafte Erinnerungen an Unternehmungen und Familienereignissen, besonders der letzten zwei Jahre
- Geringer werdende zeitliche Orientierung
- Stark eingeschränkte Orientierung in Orten, die zuvor lange vertraut waren. Straßennamen und auch bestimmte Objekte/Gebäude bieten kaum Hilfestellung;
- Bei Sachinformationen (Gebrauchsanweisungen, mündlichen Erklärungen usw.) zunehmende Verzögerungen im Verständnis durch Vertauschen von Informationen
- Eingeschränkte Übersicht über bereits getätigte und noch zu erledigende Einkäufe/Vorhaben
- Häufigeres Suchen von verlegten Dingen; beim Verlassen des Hauses zunehmende Unsicherheit, ob an alles gedacht sei und alle benötigten Dinge zur Hand sind.
- Negativerlebnisse verstärken die genannten Probleme; sie können zu Blockaden führen. In diesem Zusammenhang können sich depressive Verstimmungen einstellen,

> *die bislang dem Wesen und dem Naturell meiner Frau fremd waren.“*

- *Neben den genannten kognitiven Einschränkungen geht sie mit Ausdauer und Freude weiterhin ihren Neigungen nach, in erster Linie dem Malen. Sie verfügt über mehrere Techniken, in denen sie z.T. hochwertige Porträts, Landschaften und Stillleben auf der Leinwand entstehen lässt. Sie singt gern; wir beide sind (noch) Mitglied eines Chores.*

Zum Abschluss des Aufenthalt in der Demenzklinik spricht der leitende Arzt mit den Petersens: *„Eine manifeste Alzheimer-Erkrankung habe ich nicht feststellen können; alle Auswertungen der kognitiven Tests liegen über den Normen für eine Alzheimererkrankung. Ich gehe daher von einer altersgemäßen Einschränkung der kognitiven Fähigkeiten aus. Zu Ihnen, Herr Petersen: Sie haben mir zuvor eine Liste Ihrer Beobachtungen an die Hand gegeben. Sie schreiben selber, dass Negativerlebnisse bei Ihrer Frau zu Blockaden führen können. Und dennoch haben Sie eine solche Liste aufgestellt!“* Hans betonte, dass er lediglich die diagnostische Basis für den Arzt erweitert wissen wollte. Der Arzt empfand dies möglicherweise als eine Einschränkung seiner Kompetenzen oder aber als eine Entmutigung seiner Frau, frei nach dem Grundsatz: Ermutigung kommt bei erkrankten Menschen vor Realität. Trotz dieser etwas zweideutigen Aussage des Arztes, hat seine Diagnose große Erleichterung ausgelöst. Marie stellte für sich fest: *„Eigentlich habe ich das die ganze Zeit gedacht!"*

Im weiteren Alltag werden die von Hans gemachten Beobachtungen zwar nicht weniger, dennoch weicht von beiden eine große Belastung. Auf der anderen Seite gehen für Marie bei Vergesslichkeit und Säumigkeit schützende Entschuldigungen durch eine Demenz-Erkrankung verloren. Sie muss sich jetzt häufiger anhören: *„Warum hast du nicht …", „Kannst du nicht besser aufpassen!", „Warum guckst du nicht auf den Kalender?"* Hans bemerkt jedoch, dass er die Lebensuhr nicht zurückstellen kann. Die Devise muss lauten: Sich nicht auf Fehler fokussieren, das Lebensgefühl stärken und bereichern!

# Déjà-vu und Diagnose II

Die Petersens bemühen sich, den Alltag auch unter den gegebenen Einschränkungen positiv zu gestalten. Der Garten ist ein schönes Betätigungsfeld; sie machen ausgedehnte Spaziergänge oder Radtouren, besuchen Freunde oder laden sie ein. Auch die eigenen Hobbys werden gepflegt. Für dieses Jahr ist keine Reise geplant. Das Boot steht nicht mehr zur Verfügung. Ein Wohnmobil ist zwar noch in der Diskussion, aber wozu in die Ferne streben, das Gute ist so nah´. Als gesundes Fortbewegungsmittel bieten sich ihre Fahrräder an. Seit geraumer Zeit verfügen sie sogar über E-Bikes! Mit ihnen werden jetzt Tagestouren auf Rügen unternommen, bei entlegeneren Zielen (Darß, Zingst, Stralsund) sind Übernachtungen eingeplant.

Maries dementielle Störungen werden in dieser Zeit auffälliger. Freunde berichten Hans, dass sie ein und dieselbe Begebenheit oft mehrfach hintereinander erzählt. Sie haben allerdings Hemmungen, Marie darauf aufmerksam zu machen. Hans bedankt sich für diese Haltung, denn auch ein noch so gut gemeinter Hinweis würde Marie irritieren. Der engere Freundeskreis ist auf diese Weise in ihre fortschreitende Demenz mit der Zeit eingeweiht. Spontane, etwas unglückliche Reaktionen einzelner Bekannter können Marie schnell verletzen. Sie zieht sich dann merklich in sich zurück.

Während der sommerlichen Radtouren und auch bei anderen Gelegenheiten überrascht Marie ihren Hans mit einer neuen Art der Realitätserfassung. Sie fahren auf der Halbinsel Zingst an einer jungen Mutter vorbei, die ihr Baby in einer Karre vor sich herschiebt. Marie fühlt sich in letzter Zeit zu kleinen Kindern besonders hingezogen. Gern spricht sie die Eltern bewundernd auf ihr Kind an. Jetzt wendet sie sich an Hans, als sie sich mit den Fahrrädern bereits außer Hörweite der Mutter befinden: *„Das kleine, süße Kind ist mir hier schon gestern aufgefallen."* Hans ist irritiert. Sie sind doch erst vor einer halben Stunde hier auf Zingst angekommen! Spontan versucht Hans ihr dies in Erinnerung zu rufen. Marie ist zunächst verunsichert, bleibt aber bei ihrer Auffassung, das Baby am Vortag an dieser Stelle gesehen zu haben.

Ähnliches, scheinbares Wiedererkennen ereignet sich in den nächsten Wochen: In ihr fremden Orten behauptet sie erst vor kurzem gewesen sein, oder beim Kauf eines neuen Kleidungsstückes will sie dieses bereits Tage zuvor anprobiert haben. Hans nennt dieses neue Symptom einen „Déjà-vu"- Effekt.

Er wendet sich an den Hausarzt, der bei den vorliegenden Symptomen Marie zur neurologischen Untersuchung ins Universitätskrankenhaus überweist. Hier werden eine Rückenmarkspunktion und standardisierte Gedächtnistests durchgeführt. Das Ergebnis ist niederschmetternd:

**Die ursprüngliche Diagnose auf Basis der Asymmetrie im Hirn erweist nun sich als zutreffend!** Marie ist danach bereits vor Jahren an Alzheimer erkrankt. Der behandelnde Arzt ist von der Richtigkeit seiner Diagnose überzeugt, auch wenn die Alzheimerforschung bis dato noch viele offene Probleme zu lösen hat. Er verabschiedet die Petersens mit den Worten: *„Auch bei einer Alzheimererkrankung kann man noch für Jahre ein erfülltes Leben führen!"* Marie und Hans, noch unter dem Eindruck der Diagnose, wollen versuchen, ihr Leben nicht in erster Linie nach kognitiven Defiziten, sondern vielmehr nach emotionaler Geborgenheit auszurichten. „Unser (Lebens-) Glas ist nicht halbleer, es ist halbvoll!"

Hans fragt sich immer wieder: *„Welche Rolle kommt und steht mir in unserem Partnerschaftsverhältnis jetzt eigentlich zu? Habe ich etwa die des „weisen Einsichtigen" gegenüber der „chancenlos ihrem Schicksal Ausgelieferten" auszufüllen? Haben wir nicht stets „gleiche Augenhöhe" gelten lassen, selbst bei heftigen Differenzen? Wie* *kann ich Marie vor falschen, gar gefährlichen Handlungen bewahren? Wie kann ich meiner Verantwortung ihr gegenüber gerecht werden, ohne sie in einzelnen Fällen zu „entmündigen"?"*

Hans sucht bei schwierigen Entscheidungen die befreundete Familie Iversen auf. Es tut ihm gut, seine innere Zerrissenheit bei diesem Problem ungeschützt offen zu legen und Lösungen anzubahnen. Auch in strittigen Situationen muss die erkrankte Partnerin – als die eine, die Unverwechselbare, die sie bleiben wird, eine positive emotionale Zuwendung spüren.

# Können wir noch Reisen unternehmen?

Je mehr sich das Frühjahr nähert, werden innerlich doch Reisewünsche wach. Die Ostseekreuzfahrt erscheint den Beiden immer vergoldeter, wenn sie in ihre Fotoalben schauen. Ein Vorfall, wie bei Stockholm geschehen, wird sich nach den gründlichen ärztlichen Untersuchungen von Marie wohl so schnell nicht wiederholen.

Die beiden durchblättern Reisekataloge und scrollen sich durch Internet-Anzeigen. Die zu treffende Auswahl wird weiter eingeengt: Wie wäre es mit einer Flussfahrt? Schließlich einigen sie sich auf eine einwöchige Rheinfahrt von Basel bis Köln. Hans handelt nach der Devise: An Bord kann niemand verloren gehen! Für den Fall gesundheitlicher Probleme ist bei einer Flussfahrt an jedem Ort rasche Hilfe möglich.

Auf dieser Flussfahrt hält sich Marie eng an Hans. Die Eindrücke sind so vielfältig und neu, dass sie ihm die Führung gern überlässt. Regelrechte Demenz-Attacken bleiben aus. Die inzwischen üblichen Hilfestellungen gibt Hans seiner Frau ohne Aufhebens, fast schon routiniert. Bei herrlichstem Wetter genießen sie gleichermaßen die

Fahrt längs des Rheines und die Landausflüge. Marie und Hans können Kraft tanken!

*„Vielleicht war dies die letzte Reise, bei der Maries Erkrankung eine gemeinsame Erholung noch ermöglichen konnte.",* denkt Hans bei sich.

# Was ist jetzt zu bedenken?

Sommer und Herbst verabschieden sich. Können Marie und Hans überhaupt noch größere Unternehmungen planen? Wie schnell wird sich Maries Erkrankung weiterentwickeln? Die Petersens sind verunsichert. Nach ausführlicher Abwägung von Vor- und Nachteilen kommen beide zum Entschluss, in der häuslichen Umgebung und im engeren Freundeskreis die Winterzeit zu verleben. Immer wiederkehrende Schwachstellen im Tagesablauf sollen besser organisiert werden. In den Küchenschränken erhalten die Borde Aufkleber für Geschirr und Besteck, das nur an diese, jeweilige Stelle gehört. Das Gleiche führt Hans mit Maries Kleiderschrank durch. Marie soll fortan keine elektrischen Geräte mehr bedienen; das vom heißen Bügeleisen eingebrannte Teppichmuster wird als Erinnerungshilfe dienen.

Hans ist heilfroh, dass er mit Marie Jahre zuvor alle wichtigen rechtlichen Unterlagen auf den neuesten Stand gebracht hat: Patientenverfügung, Vorsorgevollmacht, Betreuungsverfügung, geschäftliche Generalvollmachten und das Testament. Doch wie soll mit Maries Führerschein, ihrer Bankkarte, ihrem Kontozugang verfahren werden? Hans entschließt sich, ihren Führerschein und ihre Bankkarte im häuslichen Tresor zu verwahren. An eine Rückgabe an Behörde und Bank ist jetzt nicht zu denken. Derartige Einschränkungen sind Marie noch nicht vermittelbar; sie würde dies als einen sichtbaren Beweis mangelnder Selbständigkeit empfinden. Die Aussicht, bei Rückgabe des Führerscheins ein ganzes Jahr kostenlos den örtlichen Bus benutzen zu können, ist für sie wenig attraktiv. Alle Bewegungen außer Haus, zu Fuß, per Rad oder mit dem Auto unternehmen Marie und Hans ohnehin seit Längerem zusammen. Zu groß ist die Gefahr, dass sie sich verirrt, neben anderen Unwägbarkeiten, die durch ihre fortschreitende Demenz möglich sind. Wenn die beiden zur nächsten Bankfiliale gehen, hat Hans ohnehin die volle Übersicht über alle Geldbewegungen. Für ihre Freundinnen und Bekannten findet Marie eine eigene, helfende Erklärung, aus welchem Grund sie nicht mehr das Auto fährt: *„Hans möchte mich nicht mehr ans Steuer lassen, und deshalb fehlt mir jetzt die nötige Fahrpraxis!"* Diese Erklärung hilft allen, besonders der Marie. Gut so!

# Die Stimmungen wechseln

Zuhause werden die schönen Landschaftsfotos betrachtet. Marie spürt eine Neigung, ihr zwischenzeitlich oft ruhendes Hobby, die Malerei, wieder aufzunehmen. Hans ist begeistert, denn Marie kann sich für Stunden in ihr Hobby vertiefen. Gern hört sie dabei im Hintergrund Musik. Sollte sie nach Einschalten des Radios keine passende Musik gefunden haben, murmelt sie eigene Töne vor sich hin.

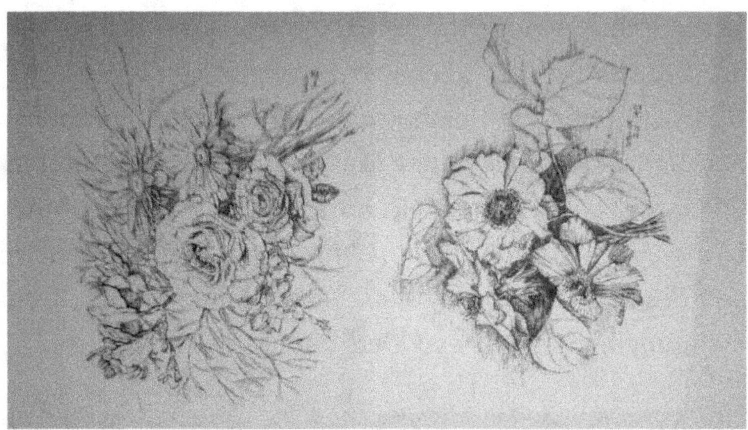

Inzwischen hat sie sich angewöhnt, fast den ganzen Tag über mit murmelnden, nicht weiter artikuliertem Gesang zu füllen, zunehmend in für sie angespannten Situationen. Auch wenn es unpassend wirkt, wird es für sie einen Sinn haben - ein Singen im Wald? Zunehmend gibt sie diesen Murmelgesang auch außerhalb der Wohnung, in Gesellschaft, auf der Straße, im Geschäft, an der Kasse beim Bezahlen, im Wartezimmer beim Arzt usw. von sich. Darüber hinaus macht sich eine körperliche Unruhe bei ihr bemerkbar: Marie hantiert oder trommelt mit den Fingern oder sie wackelt mit ihren Füßen.

Verbale Missverständnisse häufen sich. Wird Marie angesprochen, muss sie immer häufiger nachfragen, gerade so, als hätte sie zuvor noch nicht auf „Empfangsmodus" geschaltet. Kommen die Informationen für sie zu schnell? Hinkt die Verarbeitung dem Gesprächsfluss hinterher? Oder ist eine zunehmende Schwerhörigkeit daran schuld? So fragt Marie bei Fernsehsendungen und Veranstaltungen immer häufiger nach dem, was gerade gesagt worden ist. Eine Untersuchung beim Ohrenarzt oder in einem Akustikgeschäft lehnt sie strikt ab.

Bei der Schilderung von Sachverhalten, Unternehmungen, Erlebnissen oder Beschreibungen vertauscht sie sehr schnell Informationen oder fragt nach Dingen, die zuvor längst abgehandelt waren. Immer, wenn sie sich „verheddert", kann sie mit unwirschem, zurechtweisendem Tonfall reagieren. Ihre frühere freundliche Gelassenheit wird merklich geringer. Häufig herrscht „Funkstille". Ihre Gesprächspartner sind dann gefordert, auf zugewandte, helfende Ansprache „umzuschalten". Sie selbst nimmt ihre zornigen Reaktionen als solche gar nicht wahr; darauf angesprochen, weist sie dies als böse Unterstellung zurück: *„Ich hab doch nur gesagt, dass…"*. Einsichten oder Entschuldigungen sind sehr selten. Sie ist sehr dünnhäutig geworden; ihr Selbstwertgefühl leidet.

Sobald Marie eine Hilfestellung von Hans als Bevormundung auffasst, kann sie – je nach Stimmungslage - zunehmend aggressiv reagieren, leider auch vor anderen Menschen. Damit eröffnet sich für Hans ein Problem. Soll er den Balancepunkt zwischen tatsächlichen Geschehnissen einerseits und Maries subjektiver Wahrnehmung andererseits zu Lasten der Realität immer mehr verschieben, also zunehmend „Fünfe gerade sein lassen"? Soll sich Hans vor Maries immer größer werdender Distanz zur Realität durch ein „Gelten lassen" nur noch still verhalten? Er hat seinen inneren Zwiespalt in dieser Frage nie ganz lösen können; er entscheidet sich im Einzelfall. Erst später wird er „verinnerlichen", dass rationale Begründungen Konflikte nur vergrößern und keinesfalls lösen. Nicht „Besserwisserei", sondern Akzeptanz eines „Soseins" des gesundheitlich benachteiligten Partners eröffnen Wege zueinander.

Sobald eine schlechte Stimmung verzogen ist – durch Maries beeinträchtigtes Kurzzeitgedächtnis, durch einen Themen- oder Beschäftigungswechsel oder durch Zuwendung – stellt sich eine gute, vertraute und wohlwollende Atmosphäre ein. Sie herrscht zum Glück den Tag über vor. Unstimmigkeiten entwickeln sich aus plötzlichen Anlässen heraus. Hans hat es vorgezogen, auf Maries ständige Wiederholungen und Vergesslichkeit – so gut es geht – nicht mehr einzugehen.

# Du murmelst leis´

die Tür ist zu
ich kann dich
nicht erreichen

du stehst am Fenster
klein verzagt
machst mit den
Händen Zeichen

unerreichbar
bist du mir

es ist Demenz
nicht nur die Tür

Annette Oellerking

# Ein Leben lang gesund – immer gesund?

Marie war in ihrem bisherigen Leben nie ernsthaft krank gewesen. Aus diesem Grund scheinen Vorsorgeuntersuchungen aus ihrer Sicht reichlich überflüssig zu sein. Hans meldet sie nun ohne vorige Absprache bei der Frauenärztin zu einer solchen Untersuchung an. In der Tat findet die Ärztin eine krebsverdächtige Stelle in ihrer Blase, die möglichst umgehend operativ entfernt werden muss.

Marie erhält relativ kurzfristig einen Operationstermin. *„Warum soll ich eigentlich ins Krankenhaus?"*, fragt sie mit leicht ungläubigem Unterton während der Hinfahrt. Hans erklärt ihr Ziel und Sinn des Eingriffs in aller gebotenen Ruhe (seit letzter Woche sicherlich zum 20sten Male). Ja, die Alzheimerdemenz hat halt ihre zwei Seiten. Eine ärgerliche: Informationen können nicht länger als wenige Minuten gespeichert werden; eine angenehm-verträgliche: Sorgen, Nöte, Ängste, Verärgerungen, schwere Gedanken, Grübeleien, (immer deutlicher werdende) Stimmungsschwankungen blenden sich nach kurzer Zeit wieder aus. Nichts ist für die Ewigkeit, Marie lebt im „Jetzt". So und nur so können die Petersens einen positiven Lebensstil praktizieren. Klagen über verloren gegangene Lebensqualitäten – auch wenn sie gelegentlich an die Oberfläche drängen – machen keinen Sinn. Sie trüben nur die Zeit, die ihnen noch gemeinsam zur Verfügung steht. Und diese Zeit scheint merklich zu schrumpfen.

Auf der Station angekommen, wird sie von einem sehr freundlichen Personal empfangen. Maries Operation (OP) ist als Erste vorgesehen; das Nachthemd, das Höschen und die engen Strümpfe für die OP liegen schon auf ihrem Bett. Hans räumt Maries Wäsche in den Schrank. Nun soll sie die bereitgelegte OP-Wäsche anziehen. Sie schaut Hans ungläubig an: *„Warum denn?"* Es braucht viel Überredungskunst. Ein Helfer will sie mit einem Rollstuhl zum Arzt fahren. Sie protestiert laut und weigert sich, darauf Platz zu nehmen. Nach Rückruf mit dem Arzt wird sie in ihrem Bett in den OP-Saal gefahren.

Nach der Operation und einem 2 ½ stündigen Aufenthalt im Aufwachraum kommt Marie in Begleitung eines Helfers zurück auf die Station. Eine gerade überstandene Operation ist ihr erstaunlicherweise nicht anzumerken! Sie hat keine Absicht, sich ins Bett zu legen, sie will mit Hans draußen spazieren gehen. Dies ist von ärztlicher Seite strikt untersagt worden. Schließlich hat sie eine frische OP-Wunde. Marie zeigt sich sehr uneinsichtig. Aber es nützt ihr nichts, der Arzt fordert mit entschiedener Stimme, dass sie im Bett liegen muss. Dennoch legt sie ihr Nachthemd ab und zieht die Kleidung von der Herfahrt wieder an, bevor sie sich unter die Bettdecke begibt. Hans ist fassungslos. Ein solch´ störrisches Verhalten in den 40 Ehejahren mit Marie hat er noch nicht erlebt. Der Arzt nimmt Hans zur Seite und erklärt ihm, dass sich das Verhalten seiner Frau aus Wechselwirkungen ihrer neurologischen Medikation und dem Narkosemittel erklären könne. Er werde die weitere Entwicklung genau beobachten.

# Tagespflege?

Schon wieder ist ein Jahr vergangen. Inzwischen hat Hans auf Anraten von Maries Neurologin die Ermittlung eines Pflegegrads beantragt. Mit dem jetztfestgestellten Pflegegrad 2 können Pflege- und Hygienemittel preisgünstiger erworben und auch die Teilnahme an einer Tagespflege unterstützt werden.

*„Tagespflege? – Kommt für mich nicht in Frage!"*, wehrt Marie energisch ab. In dem Begriff „Tagespflege" kommt das Wort „Pflege" vor! „Soweit bin ich noch nicht!" (Warum heißen diese Einrichtungen nicht Tages-<u>Treff</u>?) Hans hat von solchen Einrichtungen gehört und kann sich davon eine Entlastung während der Verrichtung seiner häuslichen Arbeiten vorstellen. Kleine Ruhezeiten zwischendurch würden ihm helfen in der Kraft zu bleiben. Inzwischen muss er fast sämtliche anfallenden Tätigkeiten übernehmen: Essen kochen, Wäsche waschen, Einkauf und Bevorratung, Organisation und Durchführung von Reinigungs-, Garten- und Reparaturarbeiten, Brief- und Mailverkehr mit Behörden, Gesundheitseinrichtungen und Firmen, Kontoführung, Überweisungen, Arzt- und Medikamentenabrechnung, Planung von Arztbesuchen, tägliche Medikamentenration einteilen, Verabredungen mit Freunden treffen und weitere

Unternehmungen organisieren. Für Marie hätte der Besuch in der Tagespflege ebenfalls einen großen Vorteil: Sie könnte Bekanntschaften knüpfen und sich mit anderen Menschen im Gespräch austauschen. Sie könnte dort die gemeinsame Zeit auch mit Gesellschaftsspielen, Singen und Lesen verbringen.

Leider hat Marie in den vielen Jahren, in denen die Petersens auf Rügen leben, viel zu wenig Gelegenheit genutzt, für sich selbst enge, persönliche Freundschaften aus den vielen Personenkreisen zu schließen, in denen sich die beiden bewegen. Eine der wenigen Ausnahmen bildet das Ehepaar Iversen, mit dem sie zusammen in Schweden waren. Dieser Mangel macht sich jetzt nachhaltig bemerkbar: Die nahezu einzige, „verfügbare" Bezugsperson ist Hans! Er leistet seine Hilfestellungen aus innerer Überzeugung und tiefer Zuneigung mit großem Einsatz. Er weiß, dass Marie im Fall einer Erkrankung von ihm genauso handeln würde, wie er jetzt. Noch reichen die Kräfte, aber wie heißt es so schön in der Technik: Nach „fest" kommt „ab"!

Hans hat eine Idee. Auf den vielen Segeltouren, die er mit Marie unternommen hatte, war auch sein altes Akkordeon sein ständiger Begleiter. In Häfen, an Ankerplätzen sangen die beiden fröhlich alte Volks- und Seemannslieder. *„Man könnte doch der Tagespflege einmal* *pro Woche ein fröhliches Singen um die Kaffeezeit herum anbieten!"* Hans fragt an; man ist begeistert! Von nun an wird jeden Mittwochnachmittag gesungen, und Marie kommt mit!

Hans hat schon längere Zeit Kreislauf- und Schlafprobleme. Der Hausarzt rät dringend zum Besuch eines Schlaflabors. Hans ist dazu prinzipiell bereit, nur könnte er Marie niemals über Nacht allein im Haus lassen. Auf der Suche nach einer Lösung spricht er mit Inge Iversen. Sie ist sofort bereit, bei Marie zu übernachten. Damit wäre zumindest ein Problem gelöst. Inge hat am nächsten Morgen gegen 9:00 Uhr ein unaufschiebbares Treffen. Hans weiß, dass um diese Zeit auch die Gäste der Tagespflege von zuhause abgeholt werden. Marie erklärt sich nach anfänglichem Widerstand zu einer einmaligen Teilnahme bereit. Allerdings ist Hans klar, dass sie von ihrer Bereitschaft am nächsten Morgen nichts mehr wissen wird. Inge ist überzeugt, dass sie Marie mit ermunternden Worten zum abholenden Auto begleiten wird.

Glücklicherweise ist dieser Tag wie geplant verlaufen; Marie ist in das Auto eingestiegen. Sie wird gegen 17:00 Uhr von der Tagespflege zurückgebracht. Sie macht einen munteren, fröhlichen Eindruck. *„Möchtest du dann morgen wieder dabei sein?"*, fragt Hans neugierig, doch ein wenig skeptisch. *„Ja, gerne!"*, ist ihre Antwort. Hans ist überrascht und sehr erfreut! Am nächsten Morgen packt er ein paar Kleidungsstücke, Waschutensilien und Maries Lieblingsbuch in eine Tragetasche.

*„Was machst du da?"* fragt Marie.

*„Ich packe dir ein paar Dinge für die Tagespflege zusammen!"*

*„Wofür?"*

*„Für die Tagespflege!"*

*„Was soll ich da denn? Kommt überhaupt nicht in Frage! Da gehe ich nicht hin! Du willst mich wohl bloß loswerden!"*

*„Du hast das Tagestreffen gestern selber gewünscht. Du warst richtig begeistert von dem Tag dort!"*

Hans ist verzweifelt. Es klingelt; der Fahrer steht vor der Tür. *„Guten Morgen, liebe Frau Petersen, Ihre Tischnachbarn warten und freuen sich schon auf Sie!"* Dieser Profi holt offensichtlich nicht zum ersten Mal zögernde Gäste ab. Marie ist völlig irritiert, sie weiß nicht, was sie tun soll. Das nutzt der Fahrer: *„Kommen Sie, ich helfe Ihnen in den Mantel!"* Marie lässt sich helfen und steigt mit ihm in das Auto. Hans ist sprachlos.

Gegen 17:00 Uhr wird Marie wieder zurück gebracht. Sie ist, wie am Vortag, gelöster Stimmung und verabschiedet sich vom Fahrer mit einem „Bis morgen!" Das Gefühl von Hans signalisiert ein *„Warten wir´s mal ab."* Und in der Tat: Marie weiß nichts mehr von dem schön verlaufenden Tag gestern; also: „Same procedure as last day!", und letztlich steigt sie doch in das Auto. Aus dieser Prozedur wird in den nächsten Tagen ein „Same procedure as ev´ry day".

Nach ca. drei Wochen hat sich Marie an ihren neuen Tagesrhythmus gewöhnt. An vier Wochentagen besucht sie fortan (ohne Murren) die Tagespflege. Die Gesangsnachmittage am Mittwoch finden weiterhin statt, mit dem Unterschied, dass sie hier bereits anwesend ist. Hans registriert, dass seine Frau von der Begegnung mit den anderen Teilnehmern der Tagespflege profitiert. Sie verhält sich ihm und anderen Menschen gegenüber aufgeschlossener und zugewandter. Sie spricht von sich aus wieder Personen an. Der Besuch der Tagespflege zeigt seine positiven Auswirkungen.

Hans hat seit Maries Besuch der Tagespflege mehr Ruhe, die notwendigen Dinge im Haus zu erledigen und auch seinem Hobby, dem Fotografieren, nachzugehen. Bis vor kurzem war er bei Außerhaus-Terminen gehalten, Marie mitzunehmen oder Freunde, Nachbarn zu bitten, die Zeit

seiner Abwesenheit mit ihr zu verbringen. Dies erforder-
te stets einen hohen organisatorischen Aufwand. Umso
mehr kann Hans endlich auch kleine Projekte im Haus
angehen, die helfen sollen, zum Beispiel endlich einmal
überflüssige Textilien oder Gebrauchsgegenstände aus-
zusortieren.

# Ist er für mich oder gegen mich?

Hans nimmt seit langem ein stetiges Schwinden seiner Strümpfe wahr. Manchmal ist nur ein Strumpf eines Paares da. Über das Verschwinden von Strümpfen in Waschmaschinen kursieren viele Theorien. Hans nimmt das Verschwinden als Tatsache und Schicksal hin und kauft in fast regelmäßigen Abständen neue Exemplare. Nach dem letzten deutlichen Schwund wirft er einen Blick in Maries überquellenden Kleiderschrank. Die von ihm angebrachten Beschilderungen hat Marie, genau wie in der Küche, völlig unbeachtet gelassen. Bald hat er sich zu den Strümpfen durchgearbeitet und entdeckt ein umfangreiches Lager. Er nimmt alle Strümpfe heraus und sortiert sie nach ihrer Größe, die unübersehbar auf der Unterseite aufgedruckt ist. Von den ca. 30 Strumpfpaaren gehören ihm 19, zusätzlich einiger Einzelexemplare. Hans schüttelt den Kopf.

Nun begeht er in seiner Anspannung einen Fehler, als er mit Marie im fordernden Tonfall die Herkunft der Strümpfe klären will: Er präsentiert Marie die vorliegende Menge an Strümpfen und fragt sie: „Wie kommen meine Strümpfe in deinen Schrank?" Marie hört nur heraus: „Was hast du nun wieder angestellt!", und wird sofort äußerst ungehalten im Ton. In einer großen Abwehrhaltung stellt sie klar, dass sie nicht wisse, woher die Strümpfe aus ihrem Schrank stammen. Sie ist ganz auf Selbstverteidigung und Hans ganz auf Vorwurfshaltung eingestellt. Eine Sachdiskussion ist beiden Partnern versperrt.

Marie verwendet dabei Selbstrechtfertigungen, die Hans häufig klar widerlegen kann. Logische Widersprüche stellen für Marie aber kein Problem dar. Sie handelt nach dem emotionalen Muster: Ist Hans für mich oder gegen mich?
Es fehlten zu Beginn des Gesprächs eindeutige Signale in Richtung `Ich hab da ein Problem. Kannst du mir helfen´, bevor Signale in ruhiger Ansprache ein *gemeinsames* Problem eröffnen: `*Was machen wir nun mit den Strümpfen´*? Marie hätte sicher auf ihre Reaktion verzichtet: `*Ich will nicht immer die Dumme sein!*´

So ein schnell und heftig eskalierender Streit ist typisch für andere Kleinkonflikte. Sie können eine vorübergehende „Funkstille", das heißt, einen inneren Rückzug auslösen. Jeder fühlt sich von dem Partner ungerecht behandelt. Hans merkt, dass er in diesen spontanen Konflikten wenig Handlungsspielraum besitzt. Ein kurzzeitiges, inneres Schweigen gibt aber auch Gelegenheit, ausreichend Abstand zu gewinnen. Er weiß, dass er Marie keine Vorhaltungen machen kann; ihre Perspektive auf das eigene Handeln wird immer enger. Was er rational begreift, kann er nicht immer emotional umsetzen. In diesem Dilemma steckt er seit langem, und er will lernen, Auswege zu seinem eigenen Streitverhalten zu entwickeln. Eine Chance, dass sich Konflikte gar nicht erst entwickeln, ist nur zum Zeitpunkt ihrer Entstehung gegeben.

Maries innerer Rückzug ist in überschaubarer Zeit überwunden, weil sie den Streitfall in ihrer Erinnerung bald gelöscht hat. Vergesslichkeit kann auch eine Gnade sein! Dies hat zur Folge, dass die Petersens an vielen Tagen zu einer positiven Stimmung finden können.

# Der Tagesrhythmus

Es hat sich ein Tagesrhythmus herausgebildet, der hilft, vieles gemeinsam zu unternehmen und zu regeln. Nach dem Frühstück gehen die Petersens – an Wochentagen ohne Tagespflege – zu Fuß in die Innenstadt. Sie unterhalten sich mit Bekannten, die sie zufällig antreffen. Es werden kleine Besorgungen gemacht, zumeist für das Mittagessen. Die Zubereitung obliegt Hans; Marie beteiligt sich mit Tätigkeiten wie z.B. Kartoffeln schälen oder Salat waschen. Hans muss aufpassen, dass sie nicht den kompletten 3 kg Vorrat an Kartoffeln schält.

Marie ist um Reinlichkeit bemüht, fegt den Boden und wischt die Arbeitsflächen (allerdings mit den Handtüchern, mit denen sie anschließend auch Gläser und Essbesteck trocknet). Hans wischt unbemerkt mit einem sauberen Tuch nach. Vom Einräumen des Geschirrs in den Geschirrspüler möchte sie weiterhin nicht ausgeschlossen werden. Hat sie die Küche verlassen, muss Hans oftmals das Geschirr stoßsicher umräumen. Es gelingt nicht immer, wie die angeschlagenen Kanten beim Porzellan und den Gläsern deutlich zeigen. Mit all diesen kleinen Besonderheiten kann Hans inzwischen umgehen.

An Tagen, an denen Marie nicht in der Tagespflege ist, legt sie sich nach dem Essen für 1-2 Std. zur Ruhe. In dieser Zeit kann Hans die „Schreibtischarbeiten" fortführen. Nach dem Kaffeetrinken will Marie den Fernseher einschalten; schnell bedient Hans für sie das TV-Gerät, nachdem sie immer wieder das Handtelefon mit dem Programmschalter verwechselt hatte.

Nach dem Abendessen legt Hans, wie nach jeder Mahlzeit, die Medikamente für Marie bereit und achtet auf die Einnahme. Gegen 21 Uhr wird sie müde. Hans legt die gebrauchte Unterwäsche in den Wäschekorb, damit sie nicht am Morgen wieder benutzt wird. Die abgelegte Oberbekleidung hängt er zurück in den Schrank und wählt neue Wäsche für den kommenden Tag aus.

Hin und wieder entschließt sich Marie, ein Bild zu malen. Langezeit verfügte sie über unterschiedliche Techniken (Aquarell, Acryl, Öl, Kreide), die sie für die Gestaltung ihrer Themen wie Portrait, Landschaft oder Stillleben anwandte. In einem Fortbildungskurs hatte sie vor Jahren die chinesisch-japanische Tuschmalerei kennen und schätzen gelernt. Der vergleichsweise geringere Materialaufwand motiviert sie weiterhin, Bilder in dieser Technik zu malen. Wenn sie mit ihrem Ergebnis zufrieden ist, wird das Bild aufgehängt.

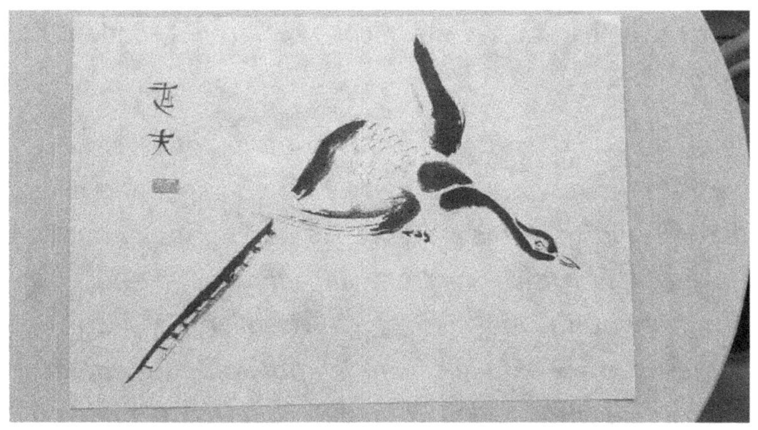

Mittlerweile wird Marie immer „stiller", d.h. sie „verstummt" über längere Zeiträume hinweg. In Gesprächen muss sie noch häufiger als zuvor nachfragen, weil sie den Sinn des Gesagten nicht so schnell erfasst. Spricht man sie an, muss sie immer häufiger nachfragen: „Wie bitte?" Ihre plötzlichen, von außen nicht nachvollziehbaren Stimmungsschwankungen nehmen zu. Die Freunde Inge und Jens Iversen nehmen am Schicksal der Petersens Anteil. Ein Fortschreiten von Maries Krankheit ist unverkennbar. Gelegentlich können sie Hans entlasten und holen Marie zum Spaziergang ab. Bedingt durch diese feste Freundschaft zu den Iversens, kann sich Hans von seiner eigenen belasteten Stimmung befreien, indem er offen über kritische Begebenheiten mit ihnen spricht, selbst, wenn sie nicht von großer Bedeutung sind:

„Ich belege Frühstücksbrote, Marie wäscht zwei Gläser vom Vorabend aus, trocknet sie ab und stellt sie neben die Herdplatte. Danach hängt sie das Handtuch an den Haken. Als sie sich umdreht und die beiden Gläser erblickt, fragt sie in einem vorwurfsvollen Ton, was die Gläser an dieser Stelle sollen. Ich antworte sehr neutral, dass sie sie vor wenigen Sekunden abgetrocknet und dort hingestellt habe. Sie greift nach den Gläsern, behauptet, ich hätte sie selber dort abgestellt, und wendet sich mit „empörter" Gestik ab."

Dies ist ein typischer Fall, wie Marie mit zunehmender Häufigkeit eigene Handlungen Hans zuschreibt, die sie wenige Augenblicke zuvor selber durchgeführt hat. Bei etwas länger zurückliegenden Vorgängen behauptet sie gern, sich „genau" erinnern zu können.

Hans versucht sich in Maries „neue Welt" hineinzudenken.
Handelt es sich um eine bewusste Verdrehung der Tatsachen oder hat eine rasche Löschung der Erinnerung an ihre eigene Tätigkeit Marie zu ihrer Behauptung gebracht?

Er ist sich nicht sicher. Immerhin kann die Weitergabe
eines solchen, wenn auch kleinen, Vorfalls an das Ehepaar Iversen seine Spannungen zunehmend lösen.

# Nächtliche Unruhe

Vor dem Zubettgehen schließt Marie immer häufiger alle Zimmertüren ab. An einigen Tagen schläft sie schnell ein, an anderen Tagen wälzt sie sich unruhig im Bett herum. Sie steht dann auf und versucht, das Badezimmer, das vom Schlafzimmer aus erreichbar ist, in der Dunkelheit zu erreichen. Sie findet die Tür nicht und läuft gegen Schrank und Bett. Hans besorgt einen Bewegungsmelder, der sich selbsttätig einschaltet. Nun kann sich Marie besser orientieren. Leider sind damit nicht alle Probleme gelöst. Sie geht in kurzen Zeitabständen immer wieder zur Toilette. Wenn Hans sie darauf anspricht, ist sie fest davon überzeugt, gerade zum ersten Mal dort hingegangen zu sein. In Wirklichkeit können es 5 - 10 Besuche gewesen sein. Abhilfe würde nach Rücksprache mit dem Hausarzt ein Schlafmittel verschaffen.

Nicht nur nachts, auch am Tage glaubt Marie Geräusche von Personen aus anderen Zimmern zu hören. Sie ängstigt sich nicht, denn sie vermutet dort ihre Mutter, die in der oberen Etage vor vielen Jahren gewohnt hatte. Ihre Mutter ist vor 12 Jahren verstorben. Hans und Marie besuchen auf ihren Spaziergängen regelmäßig das Grab. Eine Erinnerung an den letzten Grabbesuch überzeugt Marie nicht von der Abwesenheit ihrer Mutter im oberen Zimmer. Beide gehen nach oben in die erste Etage.

Niemand da! *„Vorhin war sie aber bestimmt da!"* Hans weiß, dass er gegen Halluzinationen nichts ausrichten kann. *„Aber jetzt ist Mutter nicht mehr hier!"* Ähnliche Erscheinungen hat Marie mit (angeblichen) Kinderstimmen.

Im Gegensatz zu dem Stimmenhören können Vorstellungen von angeblichen, persönlichen Verpflichtungen eine kaum zu besänftigende Hektik auslösen: Marie erfährt von einem anstehenden 90sten Geburtstag einer früheren guten Kundin. Zu den Feiern dieser Kundin hatte sie als Bäckerin in den letzten Jahren ihres Berufs stets die Kaffeetafel mit ausgewählten Leckereien bereitet. Sie wähnt sich – ohne Auftrag – sofort in der Pflicht: „Was soll ich ihr für Sonntag backen? Was mag sie noch am liebsten? Wie viele Personen kommen eigentlich? Ich habe ja gar nicht genug Backmittel. Wo sind denn bloß die Backgeräte? ..." Maries Hektik schlägt um in kopflose Verzweiflung. Hans spürt, dass er Marie weder mit Besänftigung noch mit Richtigstellung erreichen kann. Da kommt ihm ein anderer Gedanke: „Ich habe gerade gehört, dass die Feier verschoben werden muss, deine Kundin ist krank geworden!" Die Spannung löst sich, es kehrt wieder Ruhe ein. Und morgen existiert die Geburtstagsfeier nicht mehr.

# Warteliste

Hans kommt stark ins Grübeln: *„Was wird sein, wenn ich selber einmal ausfallen werde?"* Dieser Gedanke beschäftigt ihn bereits seit vielen Wochen. Soll eine Pflegekraft ins Haus kommen? Was ist, wenn die „Chemie" zwischen ihr und Marie nicht stimmt? Für wie lange kann eine Pflegekraft im Hause bleiben, wenn sich ein tragfähiges Vertrauensverhältnis entwickelt hat? Wie gut ist die sprachliche Verständigung, wo doch bereits jetzt ein Dialog mit Marie, infolge ihrer fortgeschrittenen Demenz, erschwert ist? Die meisten Kräfte kommen aus dem Ausland. Wäre ein Heim für meine Frau die bessere Lösung? Ist ein kleines Heim individueller als ein großes? Kann ein großes Heim nicht viel eher einen möglichen Personalengpass ausgleichen? Gibt es Heime speziell für demenzkranke Menschen?

Für den Fall eines längeren Krankenhausaufenthalts: Wie lange könnte Marie wenigstens vorübergehend in einem Heim untergebracht werden?

Hans wendet sich mit seinen Fragen an eine Pflegeberatung, sowie an Freunde und Bekannte mit einschlägigen Erfahrungen. Letztlich kommt er zur Überzeugung, dass für Marie eine Heimunterbringung die beste Lösung wäre. Ja, wäre! Für Hans ist dies alles noch graue Theorie. Freunde raten ihm, in Frage kommende Heime per-

sönlich aufzusuchen, um sich von der „Wohnlichkeit"
der Einrichtung, von den Betreuungsangeboten, von den
Außenanlagen und auch von den zu erwartenden Kosten
ein eigenes Bild zu machen. Bei Gefallen möge Hans
seine Marie auf die jeweilige Warteliste setzen lassen.
Erfahrungswerte zu Wartezeiten schwanken deutlich; in
jedem Fall muss mit mehreren Monaten gerechnet
werden!

Hans folgt dem Rat seiner Freunde und besichtigt von
Rügen bis Stralsund eine Reihe von Pflegeheimen. Bei
fünf Heimen hat er Marie in die Warteliste eintragen
lassen, darunter auch beim Pflegeheim „Arcona". In ihm
macht sich jetzt das beruhigende Gefühl breit, für den
„Fall des Falles" gewappnet zu sein. Eine Umsetzung
dieser Vorbereitungsmaßnahmen ist für ihn eher von
theoretischem Wert; ein solcher Fall muss ja gar nicht
eintreten!

# „Geh´ jetzt nach Hause!"

Hans sitzt im Arbeitszimmer und will die letzten Arzt- und Medikamentenrechnungen für die Abrechnung mit der Krankenkasse zusammenstellen. In den letzten Wochen kommt Marie ungefähr alle fünf Minuten in sein Zimmer: *„Na, da bist du! Was machst du denn gerade?"*, ist ihre Standardfrage. Anfangs hatte Hans nach dem zehnten Besuch etwas murrend von sich gegeben: *„Das hast du mich jetzt schon mehrere Male gefragt! Wenn ich hiermit fertig bin, komme ich zu dir ins Wohnzimmer!"* Marie kann sich daran (natürlich) nicht erinnern und schließt die Tür vernehmlich deutlich.

Heute erscheint sie vor Hans in einer völlig veränderten Rolle!

*„Ich hoffe, du bist gleich fertig! Dann möchte ich, dass du mein Haus verlässt und dass du selber nach Hause gehst!"*

*„Hoppla, ich wohne hier auch, und zwar mit dir zusammen!"*

*„Das stimmt nicht! Was soll mein Mann denken, wenn er dich hier sieht? Verlasse jetzt das Haus!"*

Hans ist völlig irritiert und beginnt, in seinem rationalen Argumentationsschema zu denken:

„Ich zeige dir unser Hochzeitsfoto und auch das Grundbuch, in dem wir beide als Besitzer aufgeführt sind.“
„Alles Unsinn, dies ist mein Haus, und mein Mann wird
bald kommen!“

Er ist verblüfft über die Schärfe, aber auch die verbale
Präzision ihrer Formulierungen. Das hatte er lange nicht
vernommen! Hans grübelt. In seiner Not ruft er Inge
Iversen an und erklärt ihr die Situation. Vielleicht könne
sie Marie davon überzeugen, dass er, Hans, ihr Ehemann
ist und sie beide das Haus bewohnen. Hans reicht Marie
den Hörer: *„Für dich!“* Es folgt ein angeregter, langer
Telefonplausch, bei dem Inge nicht gleich mit dem
schwierigen Thema beginnt. Es ist von vielen gemeinsamen Unternehmungen die Rede, bei der auch Anekdoten von Hans und Marie zur Sprache kommen. Am Ende
des Telefonats lässt sich Marie darauf ein, dass Hans ihr
Ehemann sei und hier wohne. Hans ist Inge unendlich
dankbar.

Die nächsten Tage verlaufen harmonisch, d.h. es gibt
keine Missverständnisse.
Hans erledigt wieder einmal seine Geschäftspost, als
Marie in sein Zimmer mit den erneuten Worten tritt:
*„Du verlässt jetzt bitte mein Haus! Es ist schon spät!
Geh´ jetzt nach Hause!“*

Für einen solchen Fall hatte er sich einen völlig anderen Lösungsweg überlegt. Ehepapiere und Besitzurkunden einzubringen, hatten sich als unwirksam erwiesen. Er sagt:

*„Bevor ich gehe, möchte ich noch ein wenig auf meinem Akkordeon spielen. Ich hoffe, es gefällt auch dir."*

Marie ist überrascht und steht diesem unerwarteten Vorhaben nicht im Wege. Hans beginnt mit „Du, du, liegst mir im Herzen ...". Bei der zweiten Strophe fangen beide an zu singen. Es wird noch ein längerer Liederabend. In Maries Kopf ist ihr Auftritt im Arbeitszimmer längst gelöscht.

# Geburtstag

Marie hat bald danach Geburtstag. Sie will ihren 75sten nicht feiern. Natürlich wäre sie auch nicht in der Lage, Gäste einzuladen und die weiteren Vorbereitungen zu treffen. „Ich schenke dir die Ausrichtung deiner Feier zum Geburtstag!", verspricht Hans zur Ermunterung. Marie lässt ihn gewähren. Mit Aussicht auf eine schwindende Perspektive für die weiteren Geburtstagsfeiern der nächsten Jahre, werden nicht nur die engsten Freunde, sondern auch frühere Arbeitskolleginnen eingeladen. Um den großen ovalen Tisch sitzen schließlich 10 Personen. Marie kennt nur noch wenige Namen. Gesichter, Sprechweise, Gestik und Mimik sowie Körpersprache helfen bei der Wiedererkennung der Gäste. Es entwickeln sich muntere Gespräche. Jeder am Tisch bemüht sich, gemeinsame Erlebnisse und Begebenheiten mit Marie vorzutragen. Marie zeigt Freude am Gehörten, wenngleich sie sich an die wenigsten Ereignisse noch erinnern kann. Sie selber bringt sich auch mit Erlebnissen ein. Es sind ausschließlich Geschichten aus ihrer Kinderzeit mit ihrer Mutter und ihrem Bruder.

Hans deckt köstliche Leckereien auf. Schließlich hat auch er das Backhandwerk gelernt. Marie taut immer mehr auf. Sie scheint die Feier zu genießen. Hans ist froh über seine Entscheidung, dieses Fest ausgerichtet zu haben.

Am Schluss verabschieden sich herzlich alle Gäste von Marie und bedanken sich noch einmal für die Einladung.
Als sie fort sind, nimmt Hans seine Marie in den Arm:
*„War das nicht eine schöne Geburtstagsfeier?"*
*„Ja, es war alles schön.*
*Doch sag´ mal, wer hatte denn eigentlich Geburtstag?".*

# Telefon

Nach Maries schwierigen Auftritten im Arbeitszimmer, bei denen sie Hans als Ehemann nicht erkannte, stellte die Geburtstagsfeier einen erfreulichen Ausgleich dar, auch wenn Marie die Feier nicht auf sich beziehen konnte.

Das Telefon klingelt. Vielleicht noch ein verspäteter Geburtstagsgruß?

*„Guten Tag! Sie sprechen mit Frau Meyer vom Pflegeheim „Arcona". Sie hatten ihre Frau Marie auf unserer Warteliste eingetragen. Es ist ein Zimmer frei geworden. Möchten Sie es in Anspruch nehmen?"*
Hans verstummt vor lauter Schreck.
*„Hallo, Herr Petersen, sind Sie noch am Apparat?"*
*„Ja, ja! Ihr Anruf trifft mich völlig unvermittelt! Bitte entschuldigen Sie."*
*„Alles gut! Haben Sie Interesse an dem freigewordenen Zimmer?"*
Kleine Denkpause.
*„Gewähren Sie mir bitte einen Tag Bedenkzeit. Ich rufe morgen zurück!"*
*„Das geht in Ordnung! Bei längerer Bedenkzeit bitte ich um Verständnis, wenn wir Anfragen an weitere Interes-*

Hans sitzt lange regungslos am Schreibtisch, den Kopf in die Hände gestützt. Ist jetzt tatsächlich der Tag der (räumlichen) Trennung gekommen? Für geraume Zeit ist er innerlich „entgleist." Nur allmählich gelingt es ihm, eine Bilanz der fast zehn Jahre während Krankheitsentwicklung von Marie zu ziehen. Das Angebot auf Kurzzeitpflege wird er nicht verstreichen lassen wollen, hierzu hat er sich rasch entschlossen. Aber was dann? Die Krankheit schreitet voran, langsam, aber unbarmherzig. Er macht sich nichts vor, Marie wird auch nach der Kurzzeitpflege im Heim bleiben. Es folgt eine unruhige Nacht.

Am nächsten Morgen ruft er im Heim „Arcona" an. Er nimmt das Angebot für Marie erst einmal für den Zeitraum der Kurzzeitpflege an, allerdings mit der Option auf einen weiteren Verbleib. Marie könne einen Tag später das Zimmer beziehen. Hans legt sich nicht genau fest, weil er noch alle Vorbereitungen für den „Umzug" treffen muss.

Der wichtigste Vorbereitungsschritt ist die Einstimmung von Marie. Nach so vielen Jahrzehnten des Zusammenwohnens und -lebens muss Marie fortan ein Einzelzimmer beziehen, und dies in fremder Umgebung mit zunächst fremden Mitmenschen. Er selber wird das gemeinsame Haus künftig allein bewohnen. Hans hilft sich mit der Vorstellung, dass Marie ihre neuen Lebensbedingungen in ihrer Bedeutung gar nicht einschätzen könne. Ihr Wahrnehmungshorizont reduziert sich zunehmend schon lange nur auf die Dinge, die sie in ihrem Gesichtskreis erblickt. Bildhaft gesehen stellt sich Hans vor, Marie stände in einer großen dunklen Halle; nur ein kleiner Scheinwerfer an der Decke erhellt sie und ihre allernächste Umgebung. Schreitet sie weiter, folgt ihr das Licht. Sie erblickt neue Dinge im Licht. Dinge, die in den Schatten fallen, hat es für sie nie gegeben!

Diese Sicht auf Maries Zustand erleichtert es Hans, für sie eine „griffige", einfache Erklärung zu finden:

*„Liebe Marie, morgen komme ich ins Krankenhaus. Du bleibst nicht allein hier im Haus. Da, wo wir unsere früheren Freunde Paul und Irene oft besucht haben, erhältst du ein hübsches Zimmer ganz für dich."*

Hans hat sich diese Erklärung vorher zurechtgelegt. Er weiß, dass er nicht die Wahrheit sagt. Genauso weiß er, dass die Wahrheit an Marie nicht vermittelbar ist. Es gibt keine „wahrhaftige" Lösung!
Durch Erfahrungen von Freunden und Bekannten mit Angehörigen in Heimen weiß er, dass die Arbeit für das Personal stark fordernd ist. Jeder Patient, jede Patientin ist ein Einzelfall und benötigt emotionale Zuwendung, Akzeptanz des persönlichen „Soseins", sowie fachliche Qualifikation in allen pflegerischen Bereichen. Es ist ein Beruf, bei dem Fachkenntnisse allein nicht ausreichen; es ist ein Beruf, der „Berufung" voraussetzt! Wird Marie eine solche Betreuung erfahren?

Eine letzte, unruhige Nacht verbringen Hans und Marie im gemeinsamen Haus. Morgen früh gibt es hier das letzte Frühstück zu zweit.

# Die Hinfahrt

Als das letzte gemeinsame Frühstück im eigenen Haus beendet ist, fährt Hans Petersen mit schweren Gedanken seine Frau in das vollstationäre Pflegeheim „Arcona". Marie stellt während der Hinfahrt im Dreiminutentakt die stets wiederkehrende Frage, wohin sie beide jetzt fahren. Hans wiederholt seine gestrige Begründung in gefasstem, ruhigem Tonfall.

Kurze Zeit später: *„Hans, wohin fahren wir eigentlich?"* Der Geduldsfaden von Hans ist im Laufe der Jahre dick genug geworden. Marie spürt eine Veränderung ihres gewohnten, täglichen Ablaufs. Dies löst Ängste aus, die Hans für sie nicht ausreichend entkräften kann. Dieses ungute Gefühl ist sicherlich ein zusätzlicher Grund für ihr ständiges Nachfragen. Sie reagiert nach ihrem emotionalen Muster.

Im Heim angekommen, werden Marie und Hans Petersen herzlich empfangen. Zu erforderlichen kleinen Untersuchungen führen zwei Pflegerinnen Marie in ein separates Zimmer. So kann Hans die von ihm gepackten Koffer mit Maries Kleidung und persönlichen Dingen in ihr zukünftiges Zimmer bringen. Der fachkundige Heimleiter wendet sich anschließend an ihn: *„Ihre Frau wird nicht genau wissen, wo sie jetzt ist und was auf sie zukommt. Der einzige „Haltepunkt" sind derzeit Sie, Herr*

*Petersen. Sobald Ihre Frau Sie erblickt, wird sie sich nicht mehr von Ihrer Seite weichen wollen. Geben Sie sich und Ihrer Frau die Chance, Trennungssituationen zu vermeiden. Aus diesem Grund halte ich es für ratsam, wenn Sie sich jetzt **nicht** von ihr verabschieden. Aus demselben Grund kann ich Ihnen nur empfehlen, Ihre Frau in den nächsten zwei Wochen nicht zu besuchen. So erhält sie die Chance, sich in ihrer neuen Umgebung einzuleben. Wie Sie selber berichten, begrenzt sich ihre Realitätswahrnehmung auf Personen und Dinge, die sich in ihrem Gesichtskreis befinden. Möglicherweise wird Ihre Frau aus diesem Grund nachher gar nicht nach Ihnen fragen.“*

Die Begründungen des erfahrenen Heimleiters leuchten Hans Petersen wohl ein, zugleich spürt er einen heftigen inneren Widerstand. Er verabschiedet sich mit den Worten: *„Ich werde versuchen, Ihren gut gemeinten Rat einzuhalten!“*, und geht still, aber beklommen.

Zuhause zurück, nimmt er eine nie gekannte Leere wahr. Wird es so bis zum Ende seiner Tage sein? In die Zukunft weisende, planende Überlegungen liegen noch weit in der Ferne. Hans bemüht sich, die Gegenwart auszufüllen. Die Wohnungseinrichtung soll so verbleiben, wie Marie sie mitgestaltet hat. Er sucht Kommunikation. Es folgen lange, ihn aufrichtende, stärkende Telefonate. Wie hilfreich sind gute, langjährige Freundschaften; besonders jetzt weiß er dies zu schätzen. Ein Freund rät ihm, seine Gedanken in ein Tagebuch niederzuschreiben. Damit ließen sich trauernde Gefühle verarbeiten. Dieser Vorschlag weckt seine Neugierde. Die Fahrt in das Heim wirkt bei ihm am stärksten nach. Hans ist mit seinen ersten Textproben unzufrieden, bis er schließlich zu einer Textform greift, die er zuvor noch nie ausprobiert hat: Er formuliert seine ihn belastenden Gedanken in Versform. So entsteht sein erstes, gewiss schlichtes Gedicht „Zwei Frühstücksteller":

# Zwei Frühstücksteller

Zwei Frühstücksteller auf dem Tisch
gleich zum letzten Mal.
Nichts wird mehr wie vorher sein,
ich fahre heut Marie ins Heim.

Das quält mich schon seit Tagen.
Darf ich ihr das sagen?
Wird sie traurig - böse sein?
Ab heute bin ich hier allein ...

Muss sie wirklich schon ins Heim?
Geht's nicht ohne Not und Pein?
Vergessen, ich, als Ehemann ...
Wie lang ich sie noch pflegen kann?

Nachts um vier steht sie oft auf,
wandert ziellos durch das Haus.
Ein Tag in Ruhe – lange her ...
Meine Batterie - so leer ...

Der Kopf befiehlt: „Es muss jetzt sein!
Du weißt es doch schon lange!"
Nur – das Herz lässt es nicht zu,
mir ist so angst und bange.

Was richtet die Demenz nur an,
dass man nichts erklären kann!
Jedes gut gemeinte Wort
ist schon nach Sekunden fort.

Wir steigen in das Auto,
fahren Richtung Heim.
Mein Kopf ist leer ...
Mein Herz ist schwer ...

Auf dem Rückweg – nun allein,
was soll denn nur werden?
Tränen drücken – nichts zu wollen,
nur die Räder hör' ich rollen.

Dann zuhause angekommen –
Niemand da ...
Genauso wird es fortan sein,
spüre ich nun tief beklommen.

Wie unerträglich diese Stille!
Schnell und laut das Radio an,
suche Arbeit hier im Haus,
nicht für lange – muss jetzt raus!

# Im Heim

Hans hält die 14 Tage Wartezeit bis zu seinem ersten Besuch tapfer durch. Voller Spannung erwartet er die erste Begegnung mit Marie. Als er den Gemeinschaftraum betritt, in dem sich auch Marie aufhält, beobachtet er, wie sie sich mit ihren Nachbarinnen lebhaft unterhält. Hans tritt näher an sie heran. Sie blickt auf; ihre Mimik signalisiert: *„Dich kenne ich doch!"*. Beide begrüßen sich mit einem *„Hallo"*, und Hans legt seinem Arm um Maries Schultern. Ihre Köpfe berühren sich. Hans ist nicht ganz sicher, ob sie ihn als ihren Ehemann erkennt - vielleicht auch als Bruder oder Onkel. Da sie den Arm um ihre Schultern akzeptiert, ist er sicher, als Vertrauensperson erkannt zu sein. Es gibt keine Fragen nach dem Muster: *„Woher kommst du denn?"* oder *„Warum hast du mich hier allein gelassen?"*

Erst im Verlauf weiterer Besuche hört Hans hin und wieder den Satz: *„Ich weiß gar nicht, was ich hier soll!"* Hans bemüht sich dann erneut, seinen bevorstehenden Krankenhausaufenthalt als Grund zu formulieren. Hans kommt es wieder einmal zugute, dass Marie sich nicht an vorige Erklärungen erinnern kann. Oft genug ist es ihm möglich, sie vom Thema abzulenken.

Bei seinen weiteren Besuchen entwickelt Hans ein immer wiederkehrendes Programm. In Maries Zimmer bringt er zunächst ihren Nachttisch und den Kleiderschrank mit ihr zusammen in eine übersichtliche Ordnung. Demente Patienten haben keinerlei Übersicht in ihren Dingen. So könnte auch Hans´ Bemühungen bereits nach Stunden wieder obsolet sein. Im nächsten Schritt blättern die beiden in Fotoalben, um Familienmitglieder, Freunde und auch Ereignisse für Marie wieder „zu Gesicht" zubringen. Sofern die gezeigten Personen ihr längere Zeit nicht persönlich begegnet waren, werden die Erinnerungen an sie immer blasser. Die Ausnahme bilden allein die Fotos aus Maries früher Kindheit. Sie kann zu den Fotos noch passende Geschichten erzählen.

Marie liebt alte, klassische Gedichte. Hans liest aus dem Gedichtband „Die Lieblingsgedichte der Deutschen"[1] vor. An bestimmten Stellen hält er inne, in der Hoffnung, Marie könne den Textteil ergänzen. Dies gelingt erstaunlich oft! Anschließend singen die beiden ein paar alte Volkslieder, bevor der Besuch mit einem Gang durch den Garten beendet wird.

Eine „Verabschiedung" kann es nicht geben. Hans hat den Rat des Heimleiters noch in Erinnerung. Dennoch

[1] PIPER, ISBN 9 783492 238304

hat er es anfangs versucht – mit einem Aufbegehren von Marie: „Wohin willst du denn gehen?". Das anwesende Personal sprang Hans dann schnell zur Seite und lenkte ihre Blicke von ihm ab. Aus diesen Erfahrungen heraus entwickelt Hans eine für alle Seiten verträgliche Form seines Verlassens des Heimes. Nach dem Gartenspaziergang begleitet er Marie zu ihrem Stammplatz im Gemeinschaftsraum, an dem bereits ihre Tischgenossinnen sitzen und auf das Kaffeetrinken warten. Mit den Worten: *„Ich hänge schnell deine Jacke in deinen Zimmerschrank!",* hilft er ihr beim Ablegen der Jacke und verlässt für diesen Besuchstag den Raum. Kaum ist Hans ihren Blicken entschwunden, kommt sie ins Gespräch mit Tischnachbarinnen; sie hat vergessen, dass Hans überhaupt da war. Es geht ihr gut! Hat Hans Gewissensbisse? Ein wenig schon; doch Maries nachfolgender ungestörter weiterer Tagesablauf verdrängt allmählich seine gefühlsmäßigen Bedenken...

# ...als würde die Zeit stehen bleiben

Hans besucht Marie regelmäßig. Dabei muss er nach mehr als einem Jahr wahrnehmen, dass sie immer schweigsamer wird, auf Ansprache immer seltener reagiert, sie ihre Umwelt immer weniger in sich aufnimmt und ihre Emotionen immer verhaltener nach „außen" dringen. In ihrem Bewusstsein verblasst die Außenwelt; sie selber zieht sich in sich zurück. Es gibt keine Zeit mehr. Das Leben „fließt" nicht mehr, es „steht" auf der Stelle.

Auch diese Entwicklung gehört zu den bitteren Wahrheiten einer Alzheimererkrankung. Sie braucht viel Nähe, auch wenn das „Echo" ausbleibt!

In den folgenden beiden Gedichten von Annette Oellering ist die beginnende „Stille" zu spüren.

# Am letzten

Zipfel deines Selbst
versuch ich
dich
zu halten

Doch du
schwindest
täglich mehr
vergisst
dich
dunkelst
fällst

Die Augen hell
die Seele leer
Verbindung
abgebrochen
seit nunmehr
5 Minuten
keine Worte mehr
gesprochen
dein bunter Wille
weg
gebrochen

Nicht mal
streiten
nicht mal
klagen
nicht mal
alte Teufel
jagen

Warten
essen
dämmern
beben
harren
hämmern
mit den
Händen
ohne Ziel
kein
Interesse
nichts
gefiel

Annette Oellerking

## Ganz still

vertieft
versunken
liest du in dem
Fotoalbum
meiner Geburt

deine junge Schrift
ist altersgleich geblieben

in dem Stammbaum
erkennst du
dich nicht
nicht deine Eltern
deinen Mann

du sprichst nicht
liest
betrachtest
Seite um Seite

Kaffeeduft durchweht
mein Auto
er erreicht
dich nicht

Stille
Es beginnt zu regnen
die Sicht auf die Schlei
Wasserverhangen
Tropfen auf dem Dach
die Krähen verstummen
und fliegen in die Bäume

Tut dir die
stille
Erinnerung gut?

Wirst du gleich
etwas sagen?
Welches Wort
wird es sein?

Der Kaffee wird kalt
die Kekse weich
Du bemerkst nichts

Es wird stickig im Wagen
Fenster öffnen geht nicht
sonst regnet es rein

Was tun?
Sprechen
Lüften
Warten

Weiterfahren
Wohin bloß?

Stilles Schauen

Ist es Erinnern
oder bloßes Betrachten?

Wer kann es wissen?

„Wo soll ich das hintun?
Sie war so eine Süße…!"

Wen sie wohl meint?

Der Schauer ist durch.

Die Krähen sind wieder da.


Annette Oellerking

# Botschaft

Kein Gedicht kann meine Botschaft für einen menschenwürdigen Umgang mit Alzheimer-Erkrankten eindrücklicher wiedergeben, als das nachfolgende Gedicht von Annette Oellerking. Im Rückblick auf die vergangenen 12 Jahre der Erkrankung meiner Ehefrau Elke muss ich eingestehen: „Hätte ich doch selber stets so gehandelt! Möge es anderen Betroffenen eine Hilfe sein!"

# Ich nehme ...

nur das Schöne
aus deinen Sätzen
nicht die Worte
die brennen und ätzen

nur das Lob
eines hellen Moments,
wenn du dich freust
und mich erkennst

nur die Wärme
deiner suchenden Hand
nicht den leeren
Blick an die Wand

nur die Ruhe
während der Fahrt
nicht deine Wut
verzweifelt und arg

nur die Hoffnung
dass du das Vergessen
vergisst
und letztlich befriedet
und glücklich bist

Annette Oellerking

# Nach - Gedanken

In meiner Jugendzeit gehörten „Pflegeheime" in ihrem öffentlichen Ansehen eher zu den sozial geringer privilegierten Einrichtungen. Es gab deutlich weniger Heime, und sie befanden sich häufig in Stadtrandlage. Wo aber wurden die vielen hilfebedürftigen Menschen in den Generationen vor uns stattdessen betreut und versorgt?

Früher lebten die Familien oft ortsnah zusammen. Heutzutage wohnen große und kleine Familien durch moderne Infrastrukturen (Verkehrsmittel, Arbeits- und Kommunikationsmöglichkeiten usw.) vielfach in großer Entfernung voneinander getrennt. Ein persönlicher Kontakt reduziert sich auf gelegentliche Besuche. Die familiäre Kommunikation verlagert sich zusehends auf Telefonate per Handy („WhatsApp", „zoom" oder Ähnliches).

Ein ortsgebundenes Zusammensein, wie man es heute auf dem Lande noch – aber immer seltener – antreffen kann, ermöglichte nach der aktiven Arbeitsphase ein Zusammenleben in „Altenteiler- Wohnungen der -Häusern" in unmittelbarer Nachbarschaft. Hier konnte die Seniorengeneration, sogar im Zustand altersbedingter Gebrechen oder Demenzen, mit einfachen manuellen Tätigkeiten, mit Kinderbetreuung und weiteren kleinen Hilfstätigkeiten ihren Anteil am Gemeinschaftsleben einbringen. Intensiv pflegebedürftige Angehörige wurden von der Familie versorgt; sie hatten gemäß dem Stand der Medizin eine deutlich geringere Lebenserwartung als heutzutage. Solche Formen der Altersbetreuung entwickeln sich heute rasch rückläufig. In bewundernswürdiger Weise ermöglichten sie ein gefühlsmäßiges „Aufgehobensein", und sie wurden wie selbstverständlich gelebt!

Die Erde war vor 100 Jahren mit rund einer Milliarde Menschen bevölkert, heute sind es 8 Milliarden, im Jahr 2050 vielleicht 10 Milliarden Menschen. Mit steigender Lebenserwartung und bei gleichzeitiger Zunahme von Altersgebrechlichkeit werden wir noch viele Pflegeheime, zugewandte, fähige Pflegekräfte und noch mehr liebevoll begleitende Verwandte benötigen! Dieses auf die Menschheit zukommende Problem ruft, nein, schreit nach Ideen und Lösungen.

# Der Autor

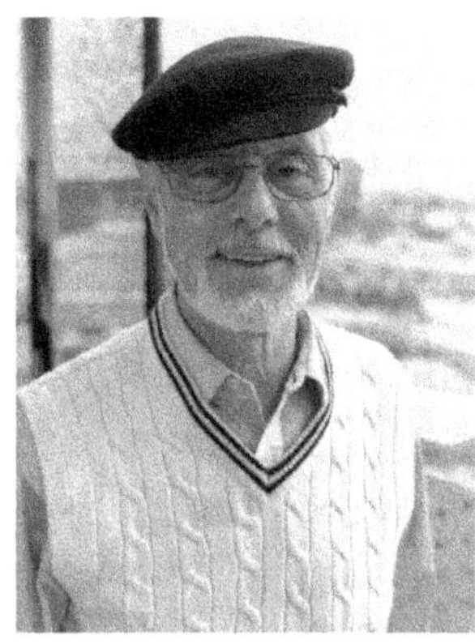

Wulf Schady

Wulf Schady, geboren 1943 in Elmshorn, absolvierte sein Lehramtsstudium in Hamburg in den Fächern Mathematik und Pädagogik. Während des Studiums belegte er aus persönlichem Interesse Vorlesungen der Philosophie (u. a. bei Prof. Dr. Carl-Friedrich von Weizsäcker) sowie der Astronomie und Musik. 1968 trat er in den Hamburger Schuldienst ein. Im gleichen Jahr veröffentlichte er mit seinem früheren Hochschullehrer Walter Griesing das Westermann Taschenbuch „Der neue Mathematikunterricht". 1972 wurde er Fachseminarleiter für Mathematik in der Referendar-Ausbildung, sowie Mitglied des Hamburger Lehrplan- und Lernbuchausschusses Mathematik für die Klassenstufen 5-10.

1984 wechselte er durch die Wahl zum Rektor der Dannewerkschule-Grundschule nach Schleswig in den Schuldienst von Schleswig-Holstein. Diese Schule leitete er bis zu seiner Pensionierung 2007. Seit Beginn seiner Schleswiger Zeit wirkte er ehrenamtlich mit in den Bereichen

Kinderschutz, Kultur, Bildung und Stadtentwicklung. Zu diesen Themen veröffentlichte er zahlreiche Artikel in Fachzeitschriften und Tageszeitungen.

 Wulf Schady wurde nach seiner Geburt getauft und war Mitglied der Evangelischen Kirche bis 1975. In der Zeit seiner Schulleitung hatte er eng und erfolgreich mit der Kirche seines Schulgebiets zusammengearbeitet. Seine eigene Weltanschauung gehört für ihn ausschließlich ins Privatleben. Nach seiner Pensionierung befasste er sich u. a. mit Fragen der Kosmologie, Philosophie und Gesellschaftspolitik. Zu seinen persönlichen Hobbys zählen: Musizieren, Schreiben, Malen und Segeln.

Im Mai 2020 erschien sein Buch „Unsere Lebenseinstellungen formen das Gesicht der Erde" bei Seemann Publishing.

Im November 2022 erschien sein Buch „glauben und wissen" ebenfalls bei Seemann Publishing.

# Annette Oellerking

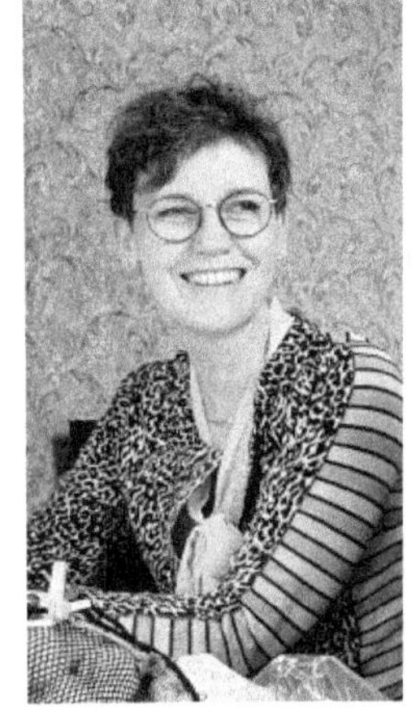

In ihrer In Ihrer Homepage: www.textundreim.de schreibt sie:

Gedichte, überwiegend gereimt, meistens eher hell und heiter schreibe ich seit Kinderzeiten. Seit meine Mutter etwa 2020 erkennbar an Alzheimer erkrankt ist, sind auch zahlreiche Gedichte zur Demenz und Trauer entstanden.

Um mich etwas "einzustufen" nahm ich 2014 am Hochstadter Stier in Weßling teil. Dieser Schreibwettbewerb wird seit vielen Jahren von dem bayrischen Lyriker und Herausgeber Anton G. Leitner (DAS GEDICHT) veranstaltet. Unter die ersten drei der über 20 Teilnehmer zu kommen, hat mich dann sehr gefreut.

1994 zog es mich wegen meines Mannes nach Schleswig. Seit Jahren bin ich in die Personal- und Marketingbelange unserer Firma eingebunden. Außerdem lese, zeichne, tanze und koche ich gern, probiere aus, engagiere mich ehrenamtlich und bin dankbar für dieses bunte Puzzle-Leben mit Familie und Freunden.